U0188173

图解
全腹腔镜下胃癌根治术
SPLT 技术

The Atlas of Totally Laparoscopic Gastrectomy:

SPLT Technique

主编　蒿汉坤　洪　军

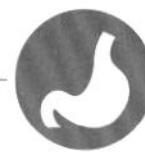

上海科学技术出版社

图书在版编目（CIP）数据

图解全腹腔镜下胃癌根治术 : SPLT技术 / 蒿汉坤，洪军主编. -- 上海 : 上海科学技术出版社，2022.3
ISBN 978-7-5478-2511-2

Ⅰ. ①图… Ⅱ. ①蒿… ②洪… Ⅲ. ①腹腔镜检－应用－胃癌－外科手术－图解 Ⅳ. ①R730.56-64

中国版本图书馆CIP数据核字(2022)第014259号

图解全腹腔镜下胃癌根治术：SPLT 技术

主　编　蒿汉坤　洪　军

上海世纪出版（集团）有限公司
上 海 科 学 技 术 出 版 社　出版、发行
（上海市闵行区号景路 159 弄 A 座 9F–10F）
邮政编码 201101　　www.sstp.cn
上海中华商务联合印刷有限公司印刷
开本 787×1092　1/16　　印张 8
字数：156 千字
2022 年 3 月第 1 版　　2022 年 3 月第 1 次印刷
ISBN 978-7-5478-2511-2/R · 2473
定价：98.00 元

内 容 提 要

本书聚焦全腹腔镜下胃癌根治术中的专业技术——自牵引后离断（self-pulling and latter transection， SPLT）技术的介绍。该技术由复旦大学附属华山医院胃肠外科团队首创，经验证是一种安全可行、成熟可靠的腔内吻合方式。本书主要面向广大有志于开展全腹腔镜下胃癌根治术的普外科中青年医生。

全书共分为五章，涵盖了临床上最常见的远端胃、全胃及近端胃切除后的重建方式，详尽描述了编者提出的 SPLT 技术在不同吻合方式中的应用，其中包含自牵引后离断的三角吻合、食管空肠吻合及双通道吻合等实用性极强的吻合方式。

本书采用外科图谱的方式，通过手绘示意图结合手术实景照片，将每个吻合方式分解为数个至十余个关键节点，配以文字解读及手术视频，全方位地解析手术全过程。并且，对每个吻合方式，编者都总结了长期实践得来的心得和技巧。本书内容精练，对具体操作细节描述翔实，配合视频，希望能给予广大读者直观、切实的阅读体验。

编 者 名 单

主 编

蒿汉坤 洪 军

参编人员

华鲁纯 王雅平 王 健

主编介绍

蒿汉坤

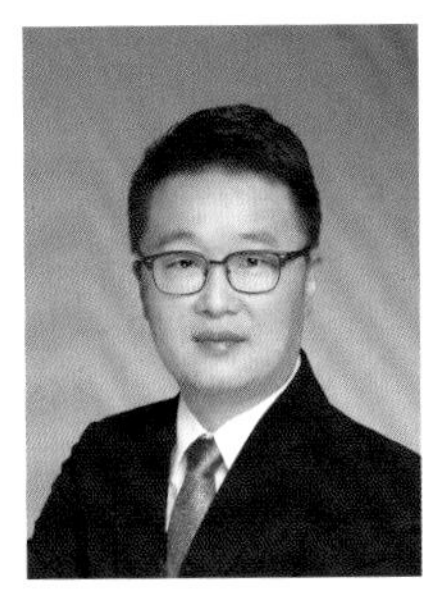

外科学博士，复旦大学附属华山医院主任医师。哈佛医学院临床科研培训项目学者，美国克利夫兰诊所结直肠中心访问学者。中国抗癌协会胃癌专业委员会微创外科学组委员，中国临床肿瘤学会(CSCO)肿瘤微创外科专家委员会委员，中国医师协会外科医师分会微创外科医师委员会青年委员，中国抗癌协会大肠癌专业委员会青年委员，上海市医学会外科分会微创外科学组委员，上海市抗癌协会肿瘤微创治疗专业委员会腔镜学组委员，上海市抗癌协会胃肠肿瘤腹腔镜专业委员会委员。长期从事胃肠良恶性肿瘤微创治疗的临床及基础研究，累计行全腹腔镜下胃癌根治术超千例，首创全腹腔镜下胃癌根治“自牵引后离断”（SPLT）技术。

洪 军

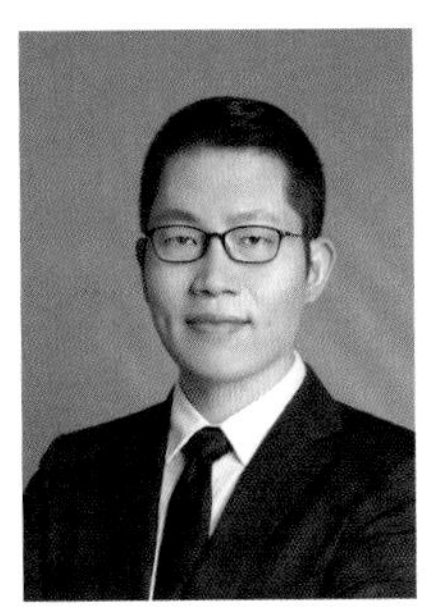

外科学博士，复旦大学附属华山医院普外科主治医师。日本国立癌症中心访问学者，中国医师协会结直肠肿瘤专业委员会经自然腔道取标本手术（NOSES）专委会委员。专长于胃肠道良恶性疾病的微创手术治疗及术后管理，致力于全腹腔镜下胃切除后腔内吻合的术式及功能研究。发表腹腔镜下胃癌根治术相关临床论文7篇。

序

微创化，即以最小的创伤达到最佳的治疗效果，是外科手术永远追求的目标。作为微创外科的代表，腔镜外科经历了30年的发展历程，这30年堪称外科发展史上的里程碑。特别是近10年来，微创外科飞速发展，微创手术的适应证不断增加，手术设备、手术技术也不断创新——从2D到3D腔镜，从普通腔镜到机器人，从多孔到单孔，以及经自然腔道内镜手术。

用于恶性肿瘤治疗的腔镜外科经历了从被质疑、探索、认可到逐步推广的发展历程。关注的重点也从手术安全性（出血、并发症、围手术期死亡率）、彻底性（病变切除与淋巴结清扫范围），扩展到预后、生存等。近年来，腔镜外科更是逐渐成熟地用于胃肠道肿瘤、肝胆胰疾病、肺和食管疾病、泌尿系统疾病、妇科肿瘤，以及腹壁外科、减重外科和活体器官移植供体获取等各领域。

1991年，日本的Kitano等实施了首例腹腔镜下远端胃切除术。腹腔镜胃癌手术自20世纪90年代后期开始逐步开展，近年更是发展迅速。手术切除范围从远端胃扩展到全胃；清扫范围从D1发展到D2甚至扩大根治；手术指征从早期胃癌进阶到进展期胃癌。已有许多临床随机对照试验研究证实了腹腔镜胃癌手术在围手术期安全性等方面较开放手术无显著差异，也证实了其技术上的安全、可行。

消化道重建方式已从开放辅助吻合发展到全腔镜下吻合（腔内吻合），该领域专家一直在探索简便、易行且安全的重建吻合方式。复旦大学附属华山医院普外科蒿汉坤副教授是近年成长起来的胃肠微创外科青年才俊，他带领团队在数百例全腹腔镜下胃癌根治术的基础上，创建了自牵引后离断（self-pulling and latter transection, SPLT）吻合技术。SPLT 技术明显简化了传统腔内吻合过程，且安全性提高，效果满意，手术费用降低，逐渐成为一种成熟可靠的腔内吻合方式。为了更好地推广这一技术，他们总结自己的经验与体会，编撰了本书。

本书图文并茂，在全原创手术图像的基础上，结合团队中具有绘画天赋的洪军医生手工描绘的示意图，更加直观地显示了手术关键步骤。本书是难得的“手工制作”精品，故特别推荐！

复旦大学附属华山医院

前　言

随着理念的进步和器械的发展，腔镜手术已成为外科治疗的主旋律，其中自然包括胃癌根治手术。越来越多的研究表明，腹腔镜下的胃癌手术在满足根治性、安全性的同时，为患者带来更小的创伤和更好的近期生活质量，变革了胃癌外科治疗的理念。

与其他脏器手术不同的是，胃癌手术包括淋巴结的清扫以及病变切除之后的消化道吻合（重建）两部分，两者都在腹腔镜下完成即为（完）全腹腔镜下的胃癌根治术，这才是真正意义上的微创胃癌手术。在腹腔镜技术广泛开展的今天，多数术者已经跨过了腹腔镜下淋巴结清扫技术的门槛，但对于腔内消化道重建仍心存顾虑，这成为了全腹腔镜胃癌根治术推广的瓶颈。

我们团队自 2013 年开始开展腔内吻合，目前全腹腔镜手术比例超过 95%，积累了大量的治疗经验，创造了独到的方法——自牵引后离断（self-pulling and latter transection，SPLT）吻合技术。实践证实，SPLT 技术不仅能降低腔内吻合的手术难度，还能节省钉仓的使用，从而降低费用及并发症发生率。在 SPLT 技术的推广过程中，我们收到了全国各地不同术者的各种反馈，很遗憾无法一一回复，因此我们决定编写一本图解 SPLT 技术的图书，通过手绘示意图对应手术实景照片的形式，结合手术视频来展现我们的腔内吻合方法以及经验、教训，更直观、深入地讲解 SPLT 技术，希望能够解答读者对 SPLT 技术或腔内吻合手术的疑虑及困惑。

绘制图谱是学习外科学技术的经典方式，利于宏观地展现术野（全局），很好地弥补了腔镜视频或照片重局部、缺整体的特点。但绘制图谱耗时费力，而我们经验有限，如有不足之处，恳请广大读者及时反馈，以利于再版时提高。

总结过去是为了更好地开拓未来，不论是 SPLT 技术还是其他腔内吻合技术，都还是个待发掘的宝藏。让我们一起为之努力奋斗，造福广大患者！

葛汉坤

复旦大学附属华山医院普外科

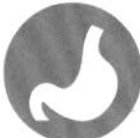

目　录

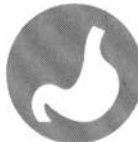

视 频 目 录

第一章　概述及手术准备

第一节　概　　述

胃癌是东亚地区最常见的恶性肿瘤之一，手术仍然是目前最有效的治疗手段。自从 1991 年日本的 Kitano 等实施了首例腹腔镜下远端胃切除术（laparoscopic distal gastrectomy，LDG）以来，胃癌腹腔镜手术独特的微创优势越来越为人重视，随着经验和技术的进步，其适应证也在不断地拓展：切除范围从远端胃扩展到全胃；清扫范围从 D1 发展到 D2 甚至扩大根治；手术对象从早期胃癌进阶到进展期胃癌；吻合方式从开放辅助吻合到全腔镜下吻合。可以说，胃癌手术治疗已进入腹腔镜手术与传统开放手术争荣的时代。

就 LDG 而言，日本的多中心Ⅲ期随机对照试验（randomized controlled trial, RCT）研究（JCOG0912）证明了对于有经验的外科医生来说，LDG 较开放远端胃切除术（open distal gastrectomy，ODG）具有同样的安全性，但具有更多的微创优势，如出血更少、疼痛反应轻、肠道功能恢复快等，从而奠定了 LDG 成为ⅠA 期胃癌的推荐治疗方式的基础。来自中国的 CLASS-01 成为了首个证明 LDG 不劣于 ODG 的多中心大样本 RCT 研究，其不仅证实了腹腔镜手术治疗进展期胃癌的围手术期安全性，还报道了腹腔镜组与开放组术后 3 年无病生存率无统计学差异。这些研究都证明腹腔镜手术对于远端胃癌的根治性是不劣于开放手术的。可以预见，随着腹腔镜技术和器械的发展以及手术经验的积累，腹腔镜手术治疗局部进展期胃癌将会被普遍接受、广泛开展。

在吻合方面，由于全腹腔镜下远端胃切除术（totally laparoscopic distal gastrectomy,

TLDG）具有更好的微创性且简单易行，有着取代腹腔镜辅助远端胃切除术（laparoscopy-assisted distal gastrectomy，LADG）成为标准术式的趋势。相对LDG而言，腹腔镜下全胃切除术（laparoscopic total gastrectomy，LTG）尚处于探索和争论阶段，手术理念及水平均参差不齐。虽然有许多小规模的回顾性研究证明了LTG的安全可行，但目前不论是清扫或是吻合都还缺乏高级别的循证医学依据，因此其应用仍仅限于大型医疗中心或具有丰富经验的术者。1999 年，日本的 Uyama 最先报道了腔内的食管空肠吻合（esophagojejunostomy，E-J 吻合），是首例全腹腔镜全胃切除术（totally laparoscopic total gastrectomy，TLTG）。目前主流的 TLTG 是腔内器械吻合，根据所使用吻合器类型不同，分为圆形吻合器法（管状吻合器）及线形吻合器法。圆形吻合是传统开放全胃切除最常用的吻合方式，所以许多外科医生在开展 TLTG 的早期由于思维定势仍然首先选用圆形吻合器，但其有许多局限性，如：腹腔镜下完成荷包缝合和钉砧置入是非常困难的；圆形吻合器均是为开放手术设计的，吻合器不能通过穿刺器（Trocar）进入腹腔，需要另外的辅助切口等。这些都是制约圆形吻合器在 TLTG 中应用和推广的主要因素。而线形 E-J 吻合其实不是一个新鲜事物，早在 1989 年瑞典的 Walther 就报道了这一方式，只不过在开放手术时代属于比较小众的吻合方式。然而，腔内线形吻合器的出现改变了这一格局，其优点是：不需要繁琐的荷包缝合和困难的钉砧置入；细长的线形吻合器不受食管管腔大小的限制；吻合口径大于常用圆形吻合器；专为腔镜手术设计的腔内线形吻合器可以直接通过 Trocar 进入腹腔，有利于腹腔压力维持，吻合过程视野清晰无盲区，增加了吻合的安全性。有统计显示，超过 60% 的术者选择使用线形 E-J 吻合。

我们（指编者团队）自 2013 年 4 月起开展 TLDG，9 月起开展 TLTG 手术，目前全腹腔镜胃切除术（totally laparoscopic gastrectomy，TLG）的比例超过 95%，共计 700 余例。腔内吻合的难点还是 Roux-en-Y（R-Y）中的 E-J 吻合，起初我们腔内 R-Y 主要吻合方法是传统的重叠式吻合（Overlap）及功能性端 – 端吻合（functional end-to-end anastomosis，FETE），也经历过传统方法的困境（食管离断后的高位回缩、关闭共同开口困难以及耗材费用高等），深深体会到“过程艰辛、费用高昂”是限制 TLTG 实践或推广的最大障碍。经过不断的实践和摸索，我们于 2016 年报道了自牵引后离断（self-pulling and latter transection, SPLT）R-Y 吻合方法。SPLT 不但简化了腔内 R-Y 吻合过程，同时降低了手术费用，逐渐成为一种成熟可靠的腔内 R-Y 吻合方式。之后，我们又把 SPLT 作为一种吻合技术拓展应用于近端胃切除和远端胃切除的重建过程中，SPLT 作为一种吻合技术移植于各个吻合过程中都取得了理想的效果。在 700 余例 TLG 病例中，无围手术期死亡病例，仅 2 例 E-J 吻合口瘘，证明该技术安全、可行。

第二节 常用设备及器械

1. 高清腹腔镜系统

（1）全高清、4K 或 3D 腹腔镜系统（图 1-1）

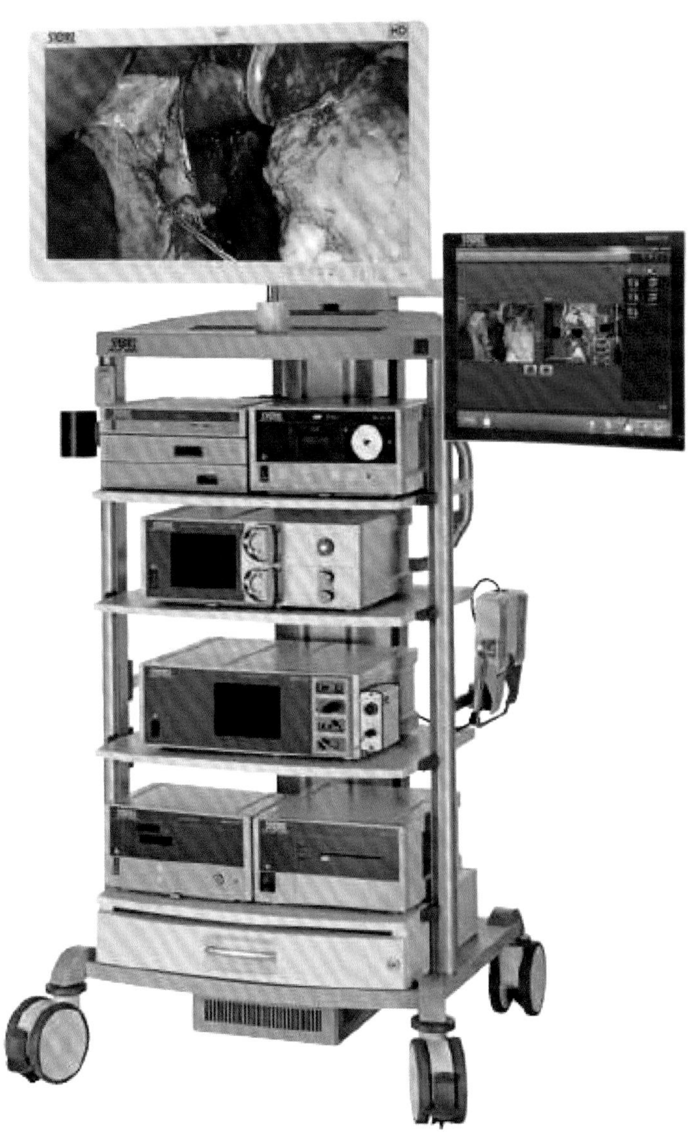

图 1-1 高清腹腔镜系统

（2）30° 腹腔镜镜头（图 1-2）

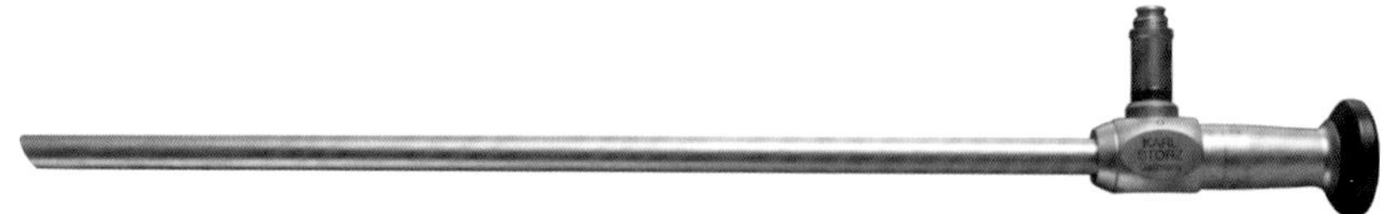

图 1–2 30° 腹腔镜镜头

（3）高清光源线（图 1-3）

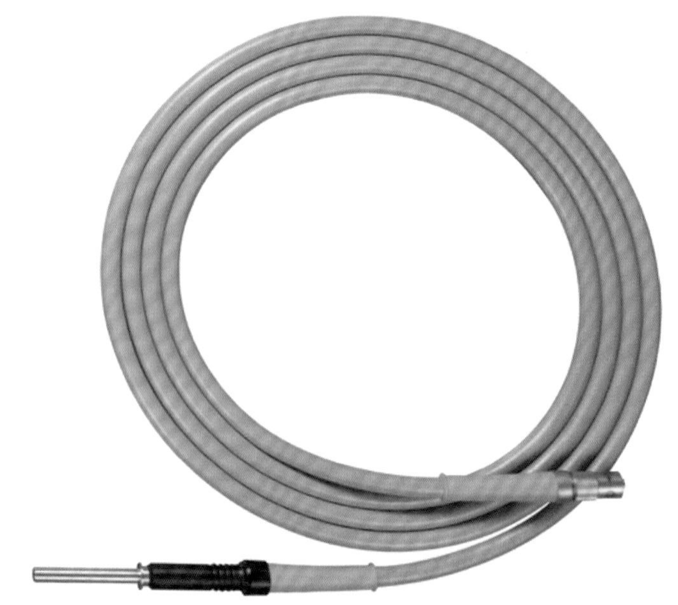

图 1–3 高清光源线

2. 吻合涉及器械

（1）胃钳 ×3（图 1-4A）或胃钳 ×2、肠钳 ×1（图 1-4B）

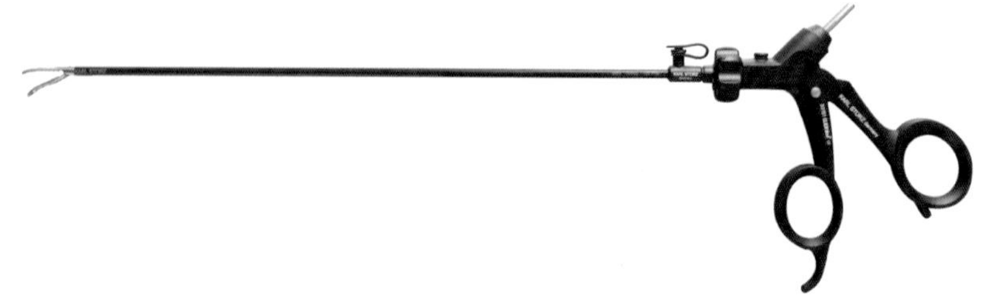

图 1–4A 胃钳

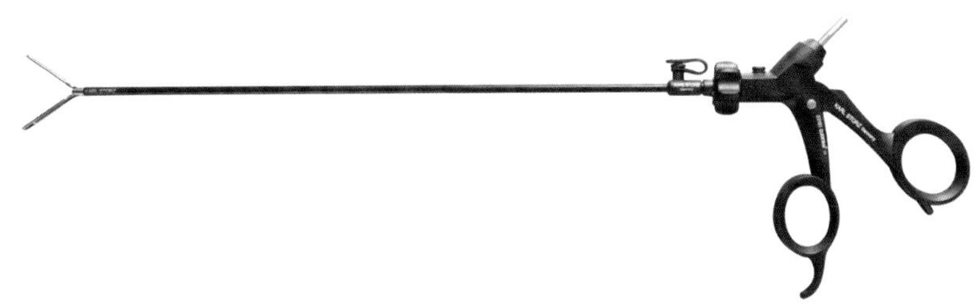

图 1-4B 肠钳

（2）分离钳 ×1（图 1-5）

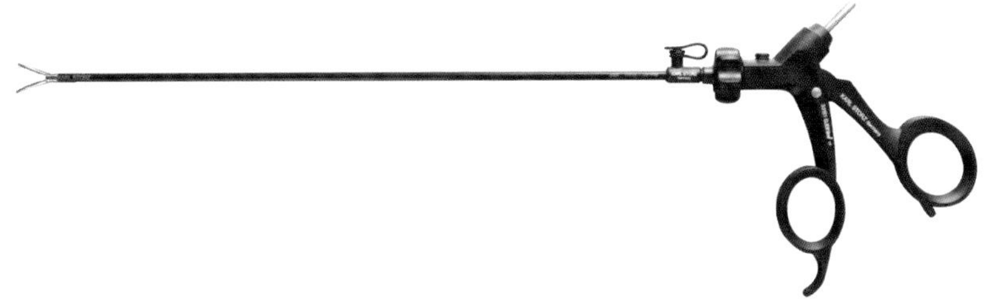

图 1-5 分离钳

（3）吸引器 ×1（图 1-6）

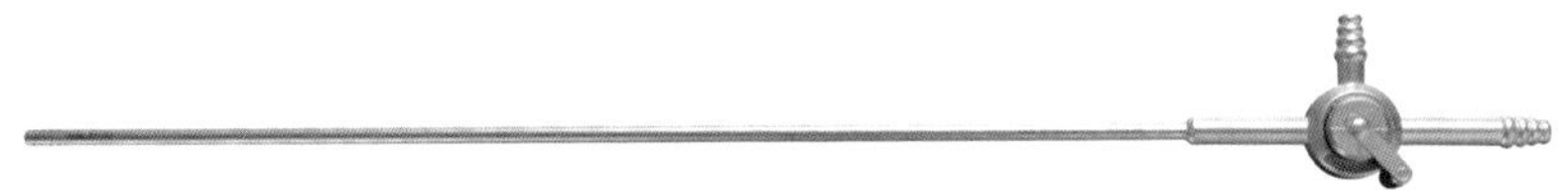

图 1-6 吸引器

（4）持针器 ×1（图 1-7）

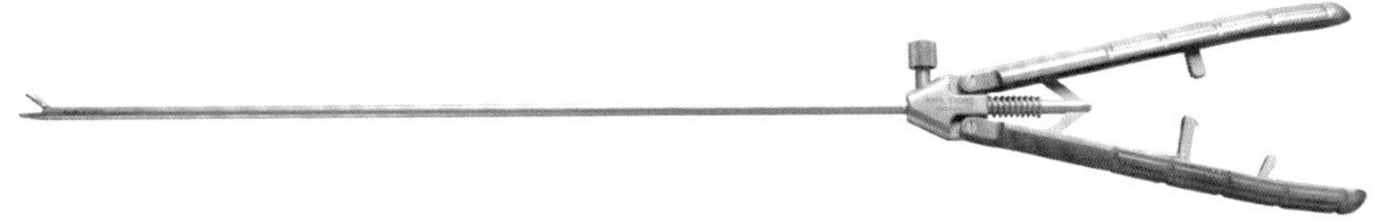

图 1-7 持针器

（5）剪刀 ×1（图 1-8）

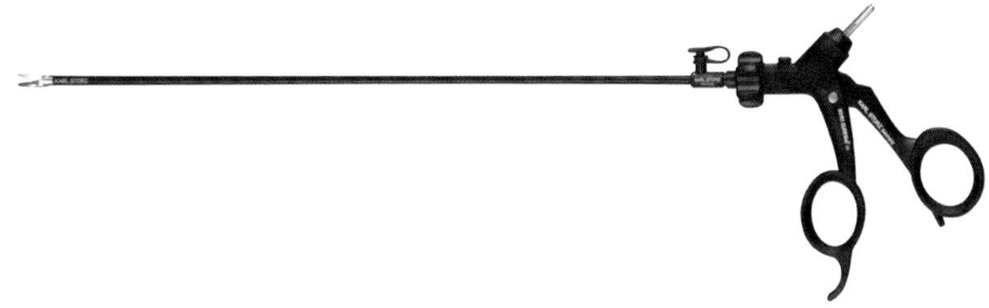

图 1-8 剪刀

（6）吊肝用器械：2-0 Prolene 缝线（图 1-9A）及缝匠针 ×1（图 1-9B）

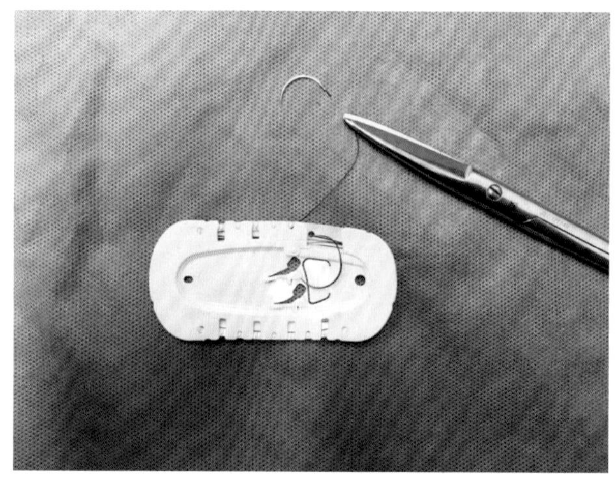

图 1–9A　2-0 Prolene 缝线，使用前剪去一根针

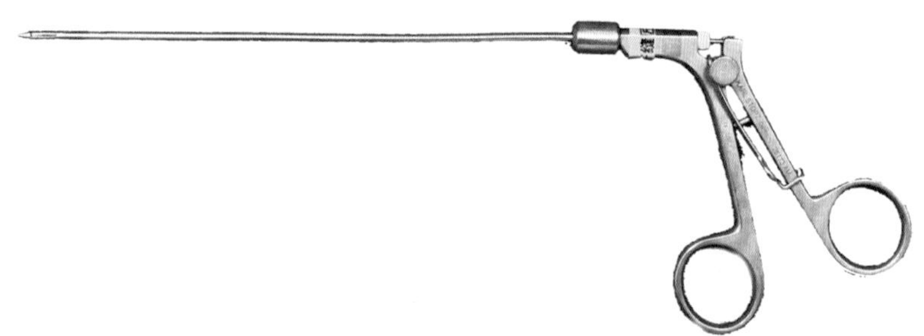

图 1–9B　缝匠针

（7）施夹器及血管夹：可吸收夹（图 1-10A），不可吸收夹（图 1-10B）

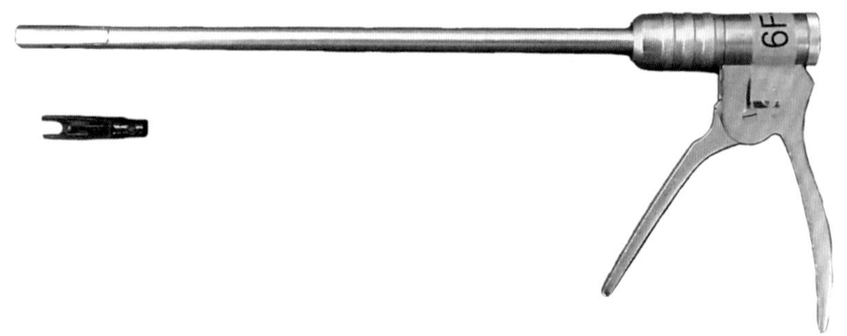

图 1–10A　12 mm 可吸收夹及其施夹器

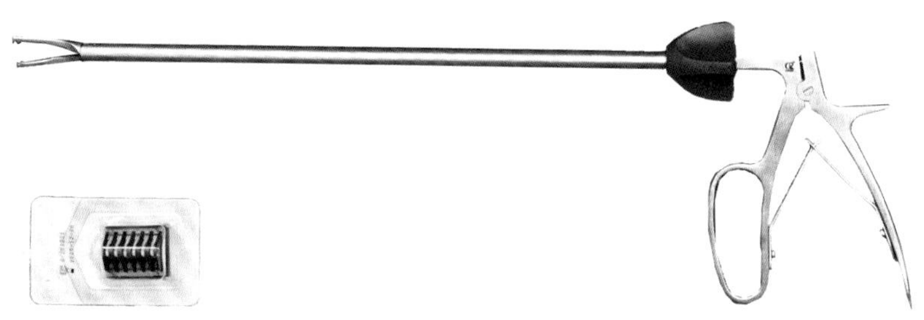

图 1-10B　10 mm 不可吸收夹及其施夹器（Hemolok）

（8）吻合器及钉仓（蓝钉及白钉）

1）电动腔内直线切割吻合器（图 1-11）

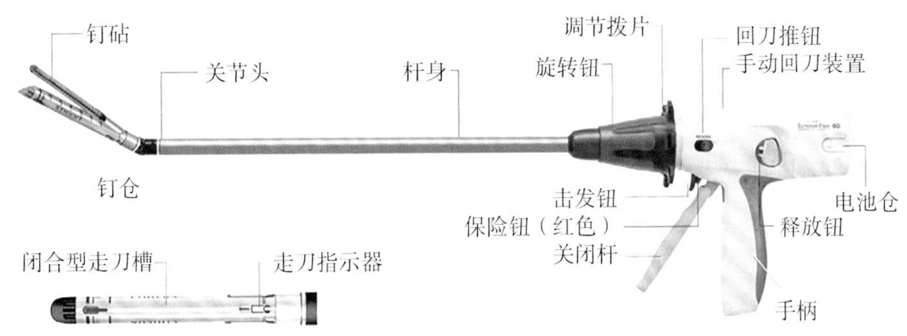

图 1-11　电动腔内直线切割吻合器

2）手动腔内直线切割吻合器（图 1-12）

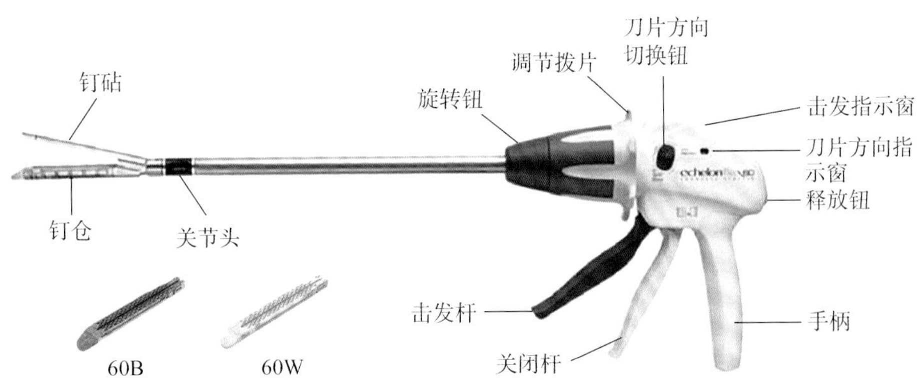

图 1-12　手动腔内直线切割吻合器及钉仓

3）非离断腔内吻合器及钉仓（图 1-13）

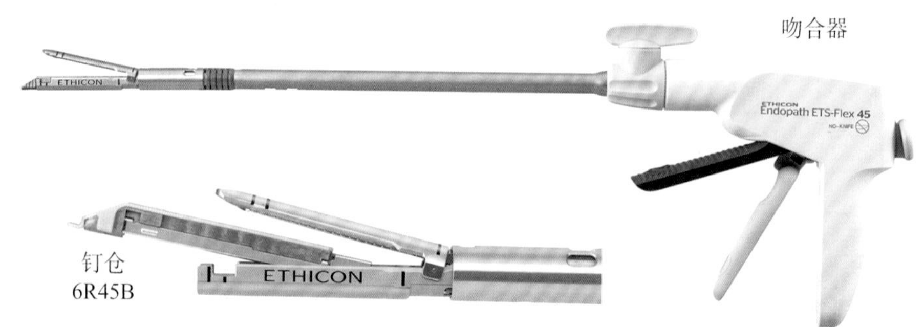

图 1–13　非离断腔内吻合器及钉仓

（9）标本袋（按图 1-14 制作简易标本袋）

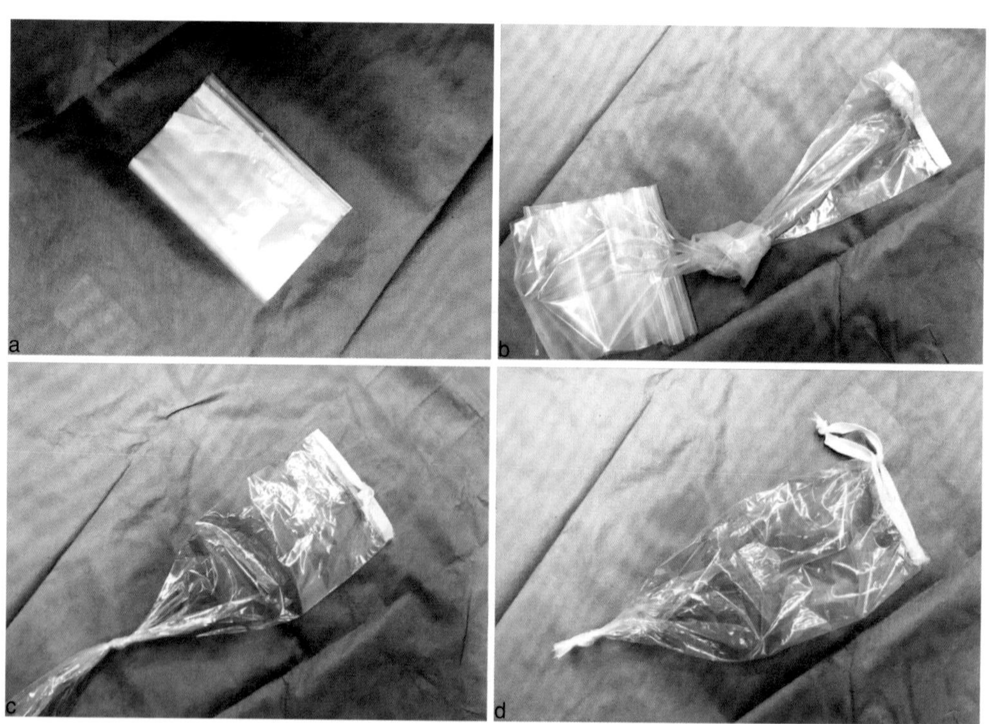

图 1–14　简易标本袋制作过程

a. 无菌电线套；b. 根据标本大小结扎电线套尾部；c. 结扎袋口线绳；d. 完成标本袋的制作

第三节　术者站位、能量平台及器械摆放

如图所示(图 1-15A、B),患者取平卧分腿位,主刀位于患者的左侧,助手位于对侧,扶镜手位于两腿之间。

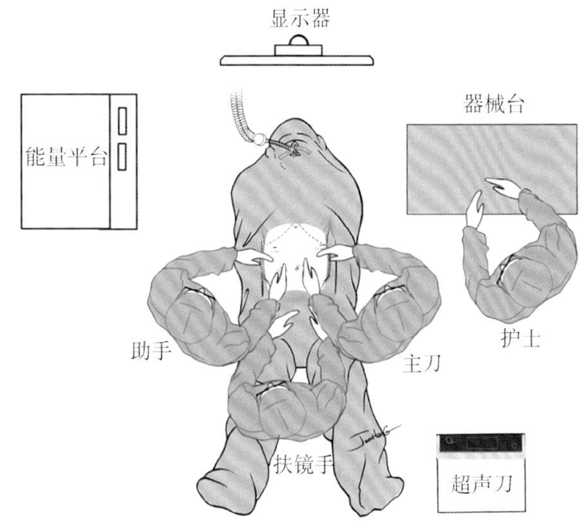

图 1-15A　**患者体位及手术团队站位示意图**

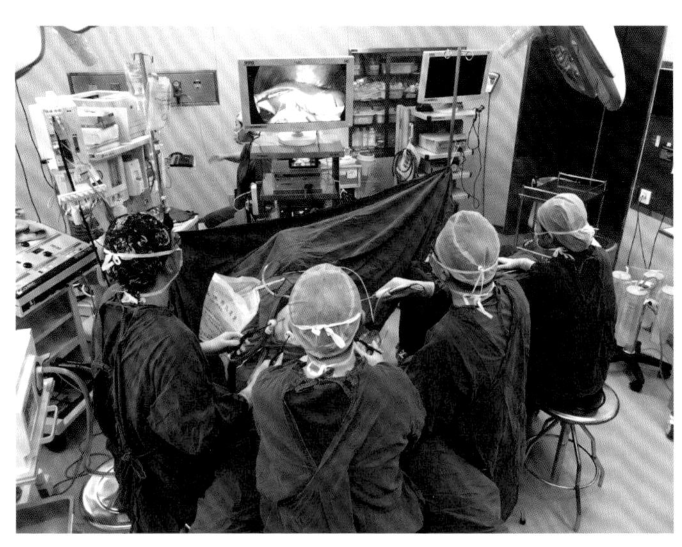

图 1-15B　**患者体位及手术团队站位实景图**

显示器置于患者头侧（如使用多台显示器可置于患者头侧两边）。器械护士及器械台位于主刀或助手的侧前方，既利于摆放、传递器械又便于器械护士观察显示器及手术台上的情况。能量平台及超声刀可位于主刀对侧或后方。

第四节　穿刺器布局

1. 远端胃切除的穿刺器（Trocar）布局

如图所示（图 1-16），于脐左上做绕脐弧形切口，直视下进腹或使用 Trocar 穿刺进腹，置入 12 mm Trocar 后建立气腹（维持 CO_2 压力 12 ~ 14 mmHg）。

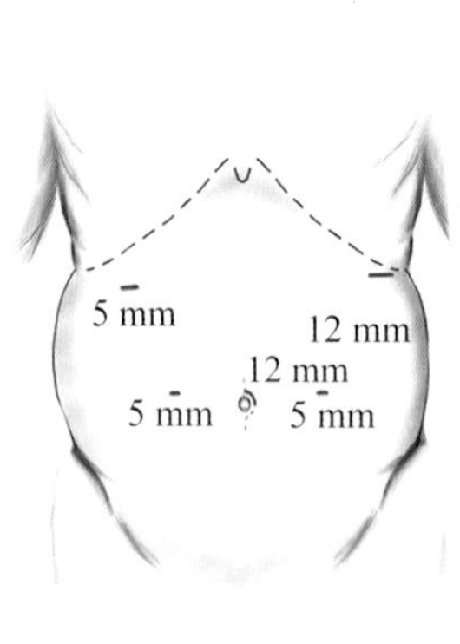

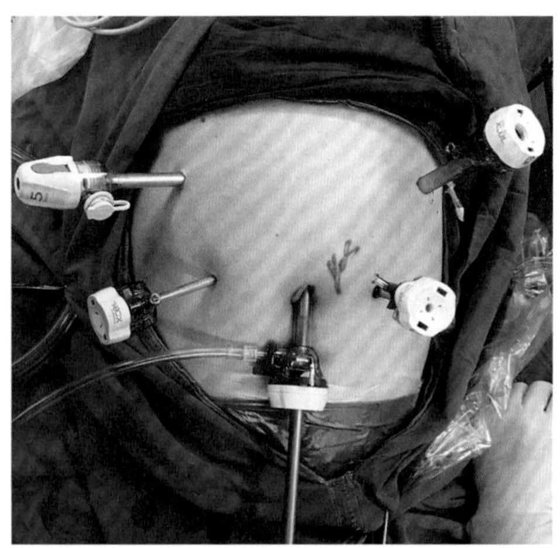

图 1-16　**远端胃切除的 Trocar 布局**

腹腔镜探查后行操作孔穿刺：主刀主操作孔为 12 mm 口径 Trocar，位于患者左侧锁骨中线外近肋弓下，辅助操作孔为 5 mm 口径 Trocar，位于左中腹或左中上腹；助手主操作孔为 5 mm 口径 Trocar，位于右中腹，辅助操作孔为 5 mm 口径 Trocar，位于右侧锁骨中线内侧、肋弓下两横指处。

留置 Trocar 后取头高脚低位（约 15° ~ 30°）并完成相应的远端胃切除及淋巴结清扫，吻合完成后于助手辅助操作孔（左上）留置引流，延长脐切口（如图 1-16 中虚线）后取出标本。

2. 全胃或近端胃切除的 Trocar 布局

不同于远端胃切除术，如图 1-17 所示，全胃或近端胃切除的助手主操作孔使用 12 mm 口径 Trocar（以便于自助手侧使用吻合器）。

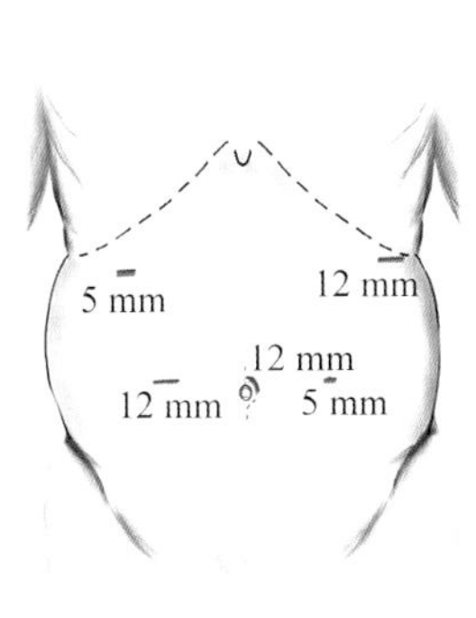

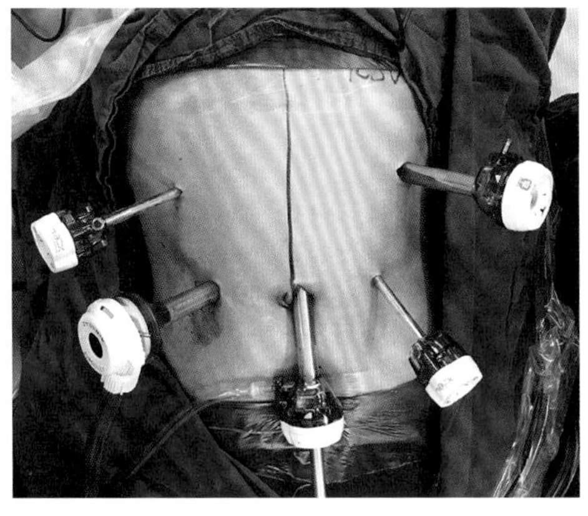

图 1–17 全胃或近端胃切除的 Trocar 布局

第五节 肝脏悬吊技术

“肝脏悬吊”是一种通过器械或者缝线等材料向膈顶抬起肝左叶或左外叶，以帮助显露胃切除术野的方式。我国特色的助手右侧站位及胃后入路的廓清方式是比较有利于术中通过器械挡肝的，所以许多中心都不常规悬吊肝脏。但在助手经验欠缺的情况下，或是遇到一些左肝特别肥厚的病例，合理的悬吊肝脏可以有效地改善显露，提高手术的效率。而对于需要经裂孔行纵隔淋巴结清扫或高位食管吻合的病例而言，理想的肝脏悬吊是非常必要的，既可以有效地扩大食管裂孔的直径，又能解放助手的左手，达到事半功倍的效果。

首先，我们介绍几种临床上常用的肝脏悬吊方式：①通过 Hemolok 夹将荷包线固定于肝胃韧带上，通过荷包针穿刺后将荷包线两端固定于腹壁上，从而形成“V 形”的结构悬吊肝脏。这是使用最多的方式，其特点是技术要求低，使用和拆除方便，但缺点也比较明显：Hemolok 可能会损伤迷走神经肝支，不适合于功能保留的胃切除术；另外，“V 形”阻挡方式碰到左肝肥厚或肝圆韧带严重下垂的病例悬吊效果并不理想。②通过自制套管吊肝，其本质上与“V 形”吊肝方法类似，通过增加悬吊线的接触面积来提高挡肝效果，但是需要提前制作，且拆除不便，尤其对于全腔镜下手术而言，套管需要经腹腔镜取出，且对纵隔显露无明显帮助。③通过剑突下额外的 Trocar 使用蛇形拉钩档杆。这些方法都受制于患者体型，对于肋弓夹角窄的患者，无论哪种方法，悬吊效果都比较差。于是我们总结经验，创造了缝合加悬吊的方法，并且进行了改良，我们称之为肝脏“W 形”悬吊技术。

所谓“W 形”悬吊技术，就是使用 Prolene 缝线通过缝合结合悬吊的方式在左肝下方（膈顶与肝胃韧带之间）形成一个“W 形”或“星形”的网状结构以阻挡肝脏。对于膈顶的缝合结合穿刺悬吊的方法有助于避免体型差异造成的穿刺点局限性，而对于肝胃韧带（迷走神经肝支）的缝合而非钳夹有助于保护神经，且能根据不同情况调整合适的着力点以提高悬吊效果。

实践证明，该方法不仅可以有效地阻挡肝脏及肝圆韧带，还能充分牵引膈肌脚以扩大食管裂孔的口径，而其拆除只需于体外直接抽除悬吊线，十分简便。

1. 常规肝脏“W 形”悬吊技术（视频 1）

（1）步骤 1（图 1-18）

于迷走神经肝支下缘切开小网膜，分离打开右侧膈肌脚与食管胃小弯侧间隙，选用 2-0 Prolene 缝合线缝合右侧膈肌脚。

视频 1　肝脏悬吊（W 形）

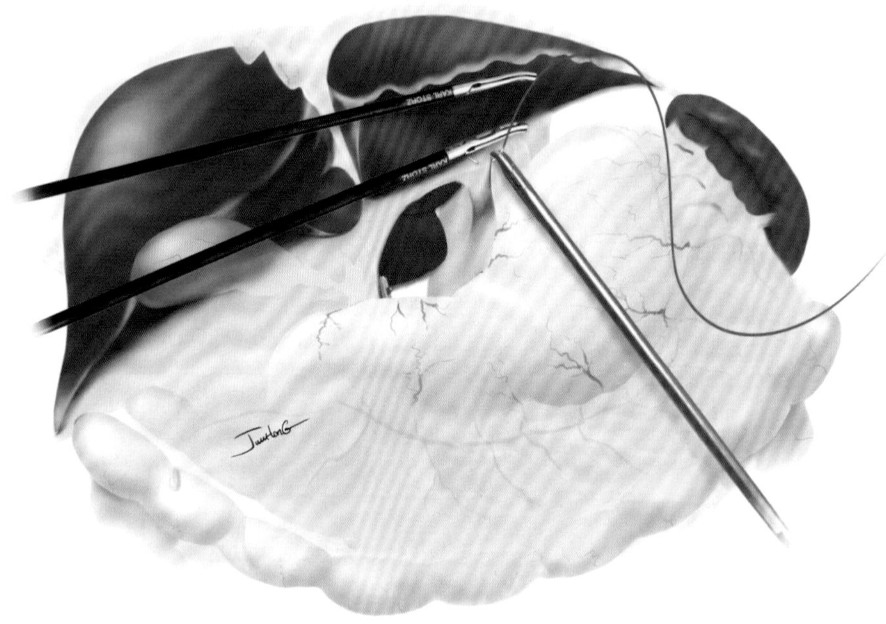

A

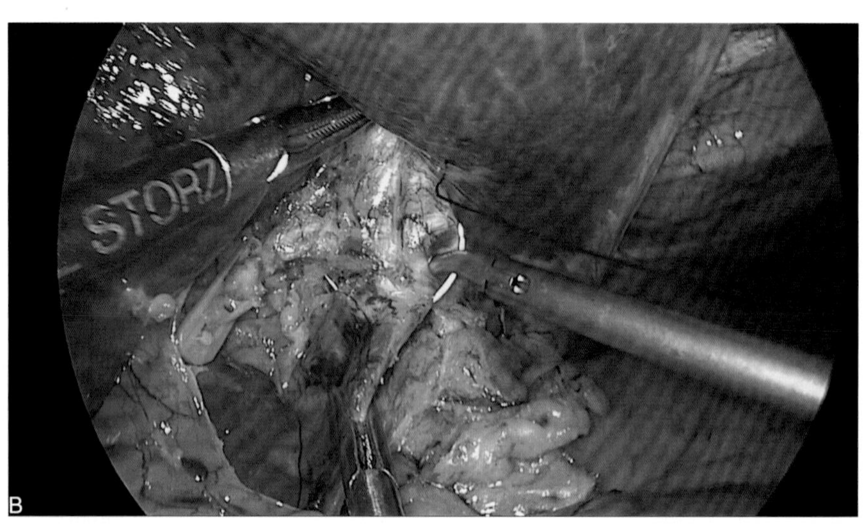

B

图 1-18　缝合右侧膈肌脚。A. 示意图。B. 实景图

（2）步骤 2（图 1-19）

对于左肝比较大的病例，可出针后向右侧缝合肝胃韧带，悬吊迷走神经肝支（增加着力点并使之右移）。

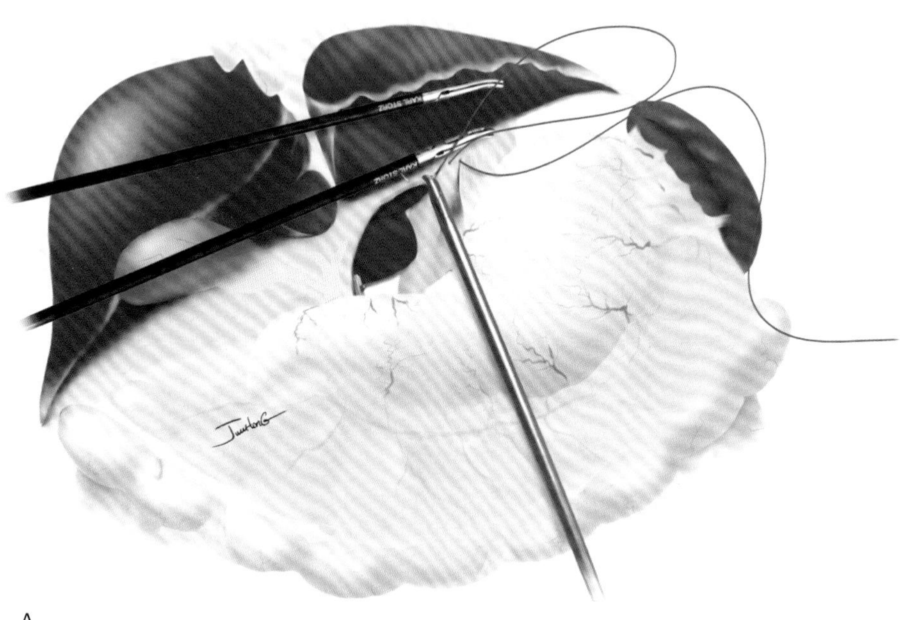

A

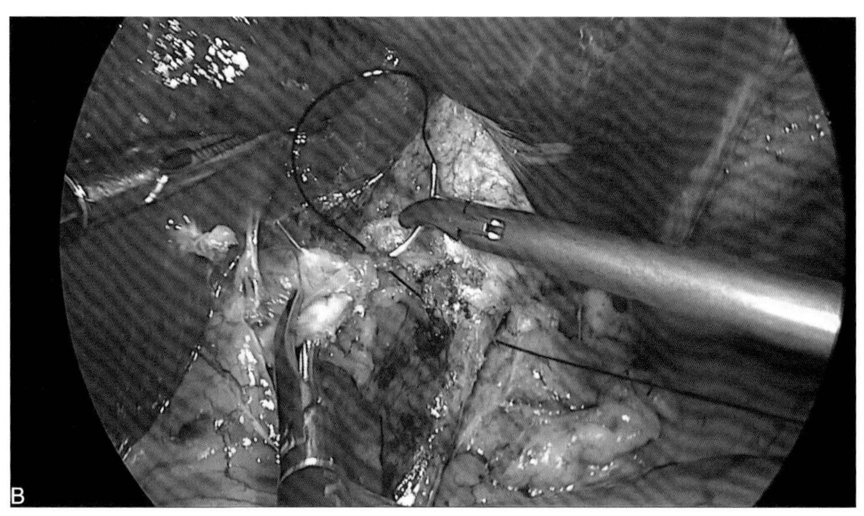

B

图 1-19 缝合肝胃韧带。A. 示意图。B. 实景图

(3) 步骤 3（图 1-20）

出针后，于正上方偏头侧，镰状韧带旁膈顶剑突附近悬吊一针。

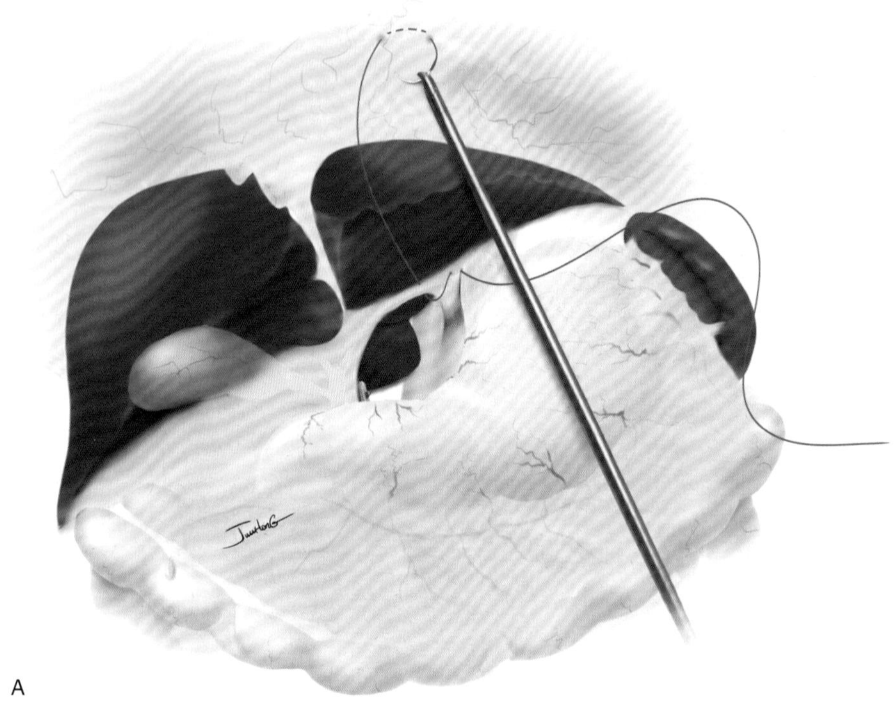

A

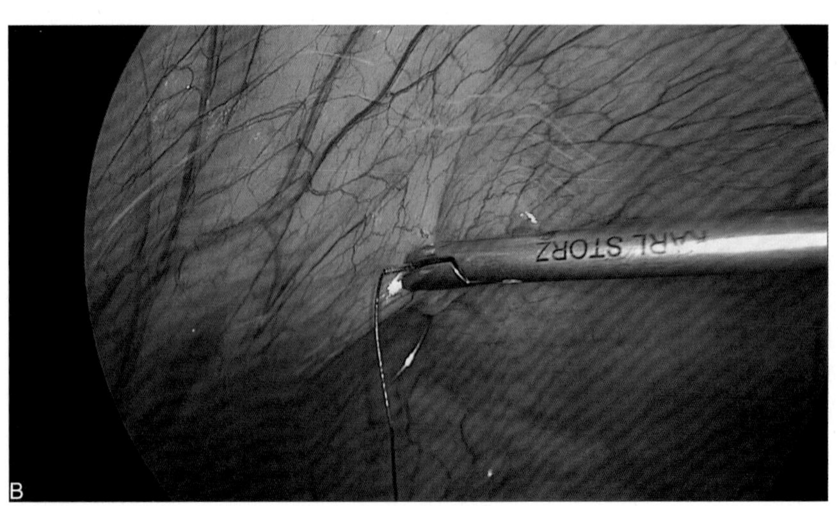

B

图 1-20　缝合膈顶。A. 示意图。B. 实景图

(4) 步骤 4(图 1-21)

再次缝合肝胃韧带后移除缝针。

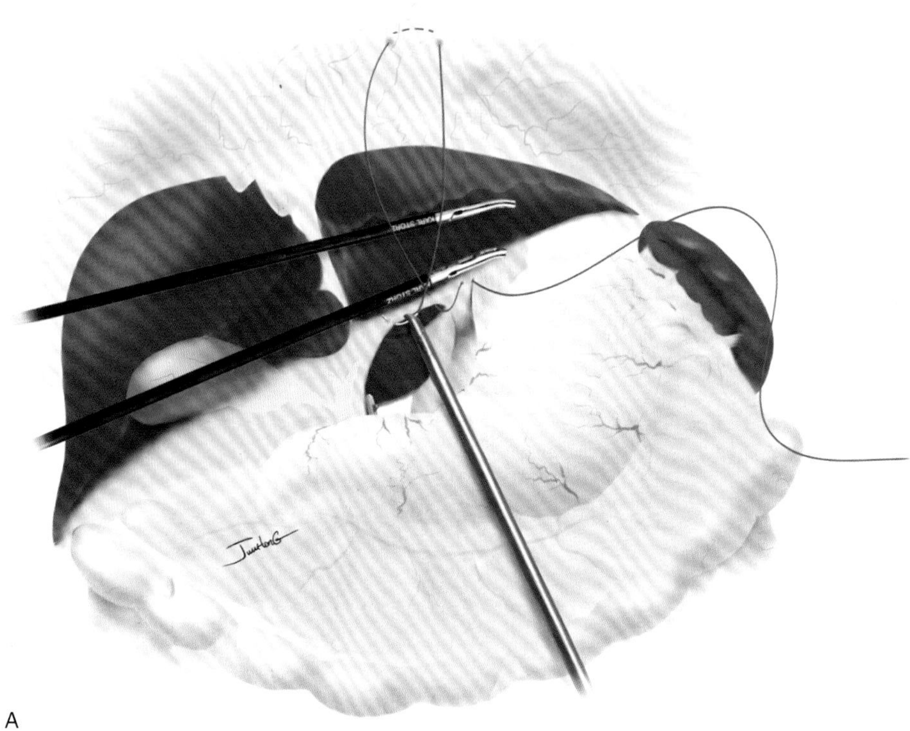

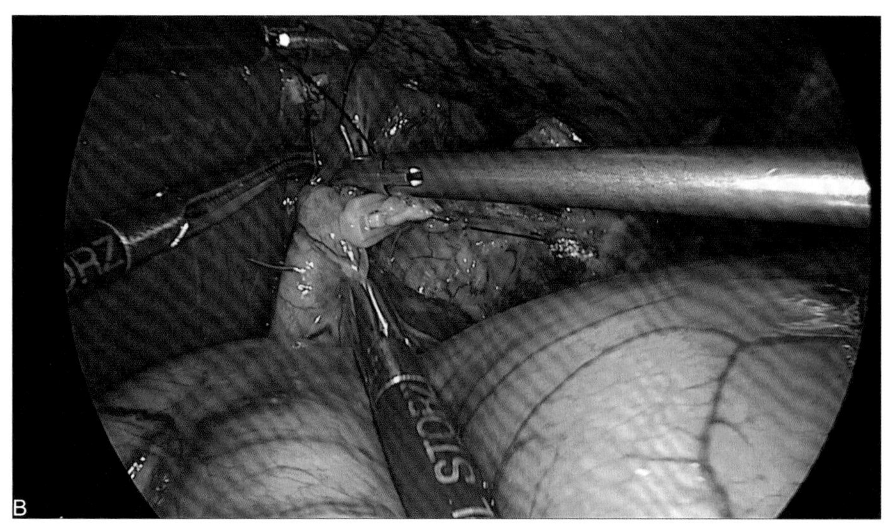

图 1-21 缝合悬吊肝胃韧带第二针。A. 示意图。B. 实景图

（5）步骤 5（图 1-22）

使用缝匠针于左中上腹及右上腹肋弓下引出缝线两端，调整缝线张力后于腹壁固定（打结或蚊式钳钳夹）。

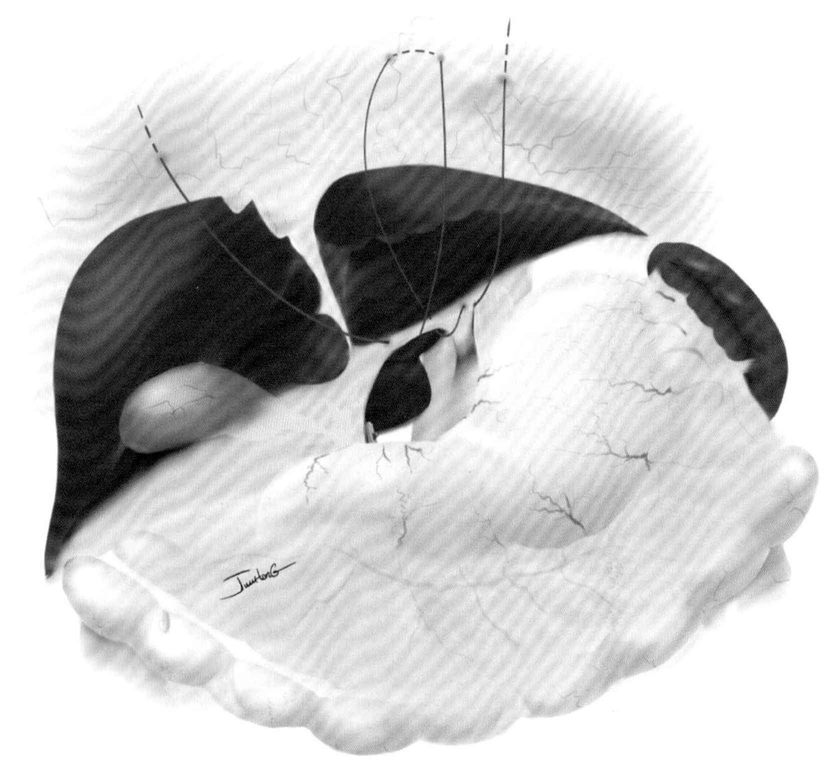

A

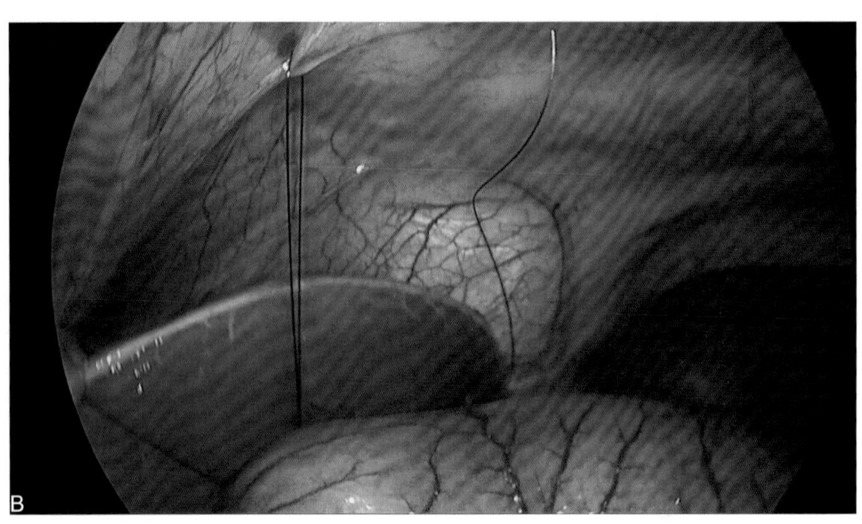

B

图 1-22　缝匠针穿刺吊线后。A. 示意图。B. 实景图

(6)步骤6(图1-23)

于腹壁外收紧缝线，形成“W形”悬吊，手术完成后直接于腹壁抽除缝线。

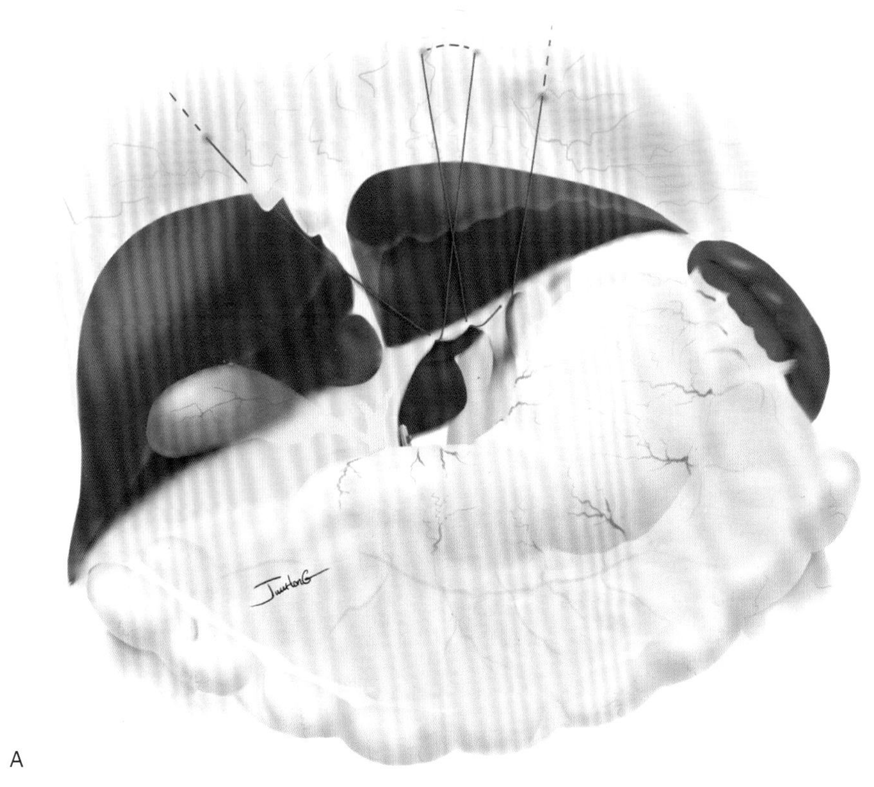

A

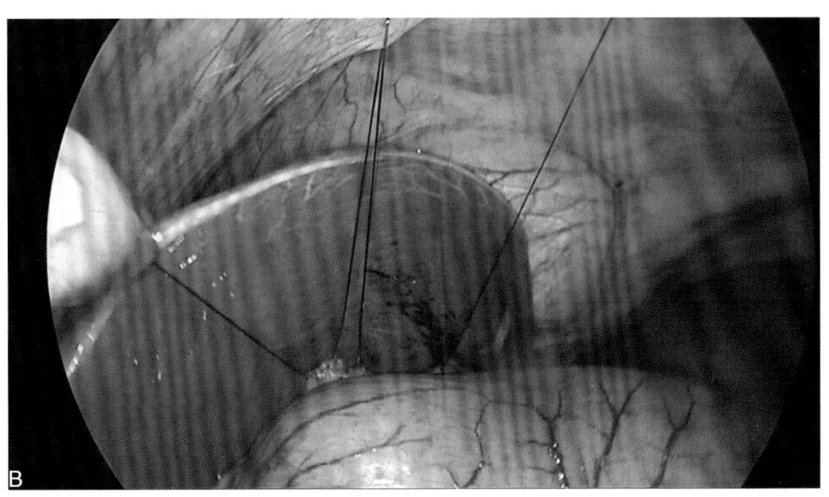

B

图1-23 “W形”悬吊。A.示意图。B.实景图

2. 适用于下纵隔清扫的肝脏及膈肌脚悬吊方式

（1）步骤 1（图 1-24）

在“W 形”肝脏悬吊的基础上，以 2-0 Prolene 缝合悬吊左侧膈顶一针。

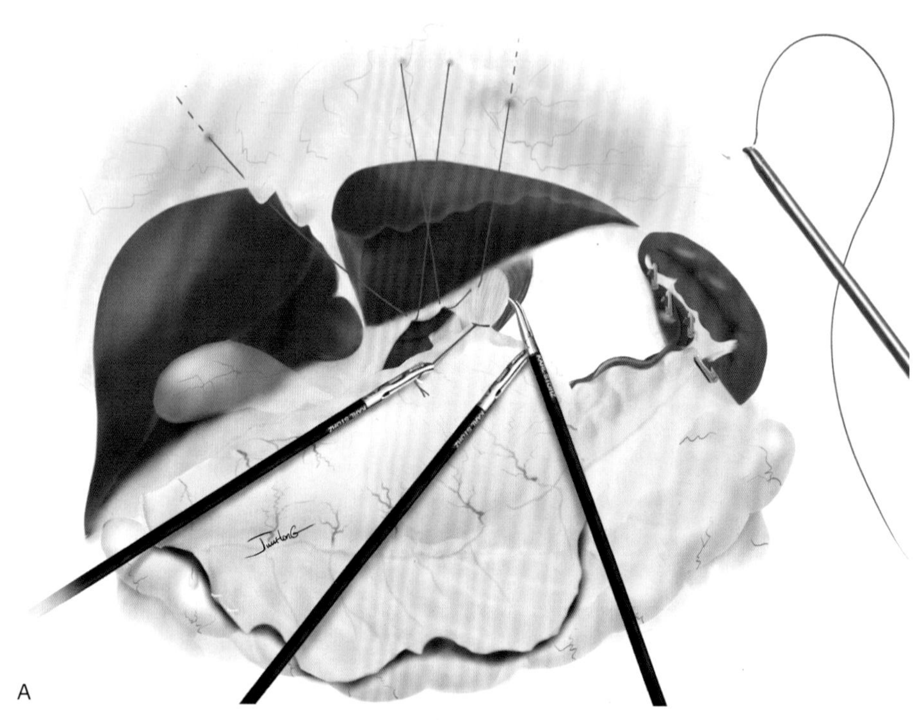

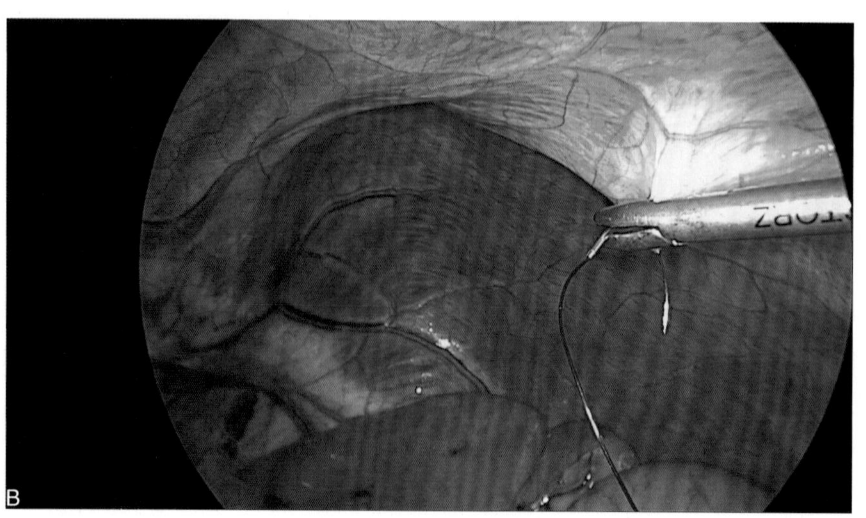

图 1-24　左侧膈顶缝合。A. 示意图。B. 实景图

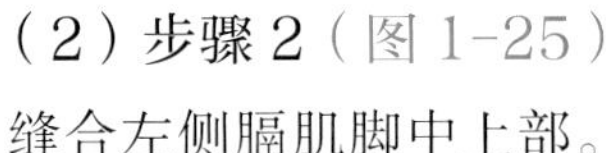

（2）步骤 2（图 1-25）

缝合左侧膈肌脚中上部。

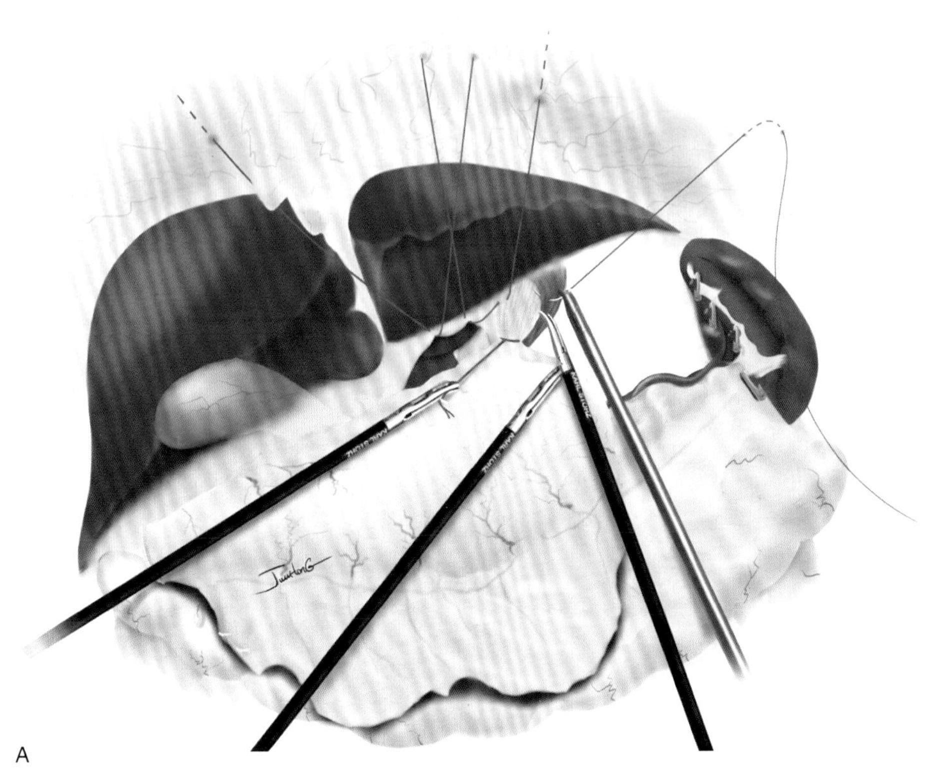

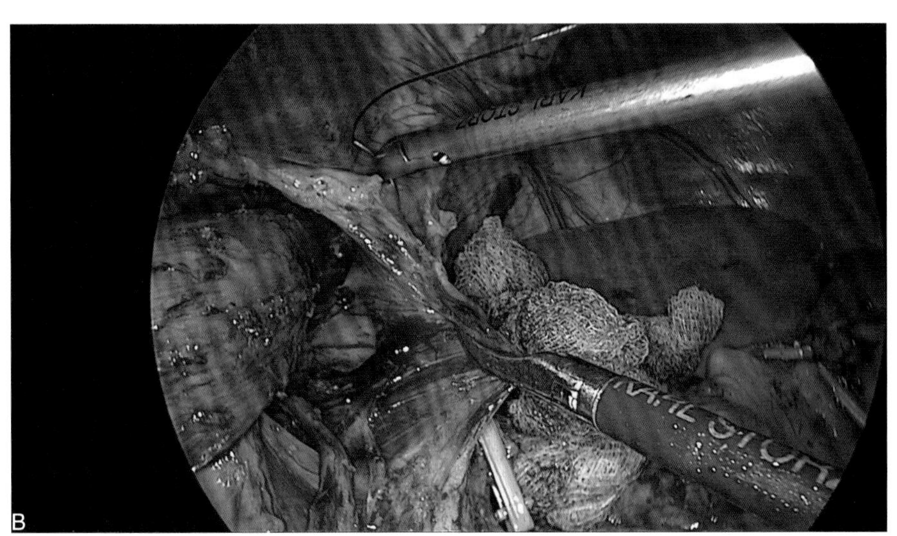

图 1-25　缝合左侧膈肌脚。A. 示意图。B. 实景图

（3）步骤 3（图 1-26）

出针后再次缝合左侧膈顶，移除缝针后以缝匠针引出缝线两端。

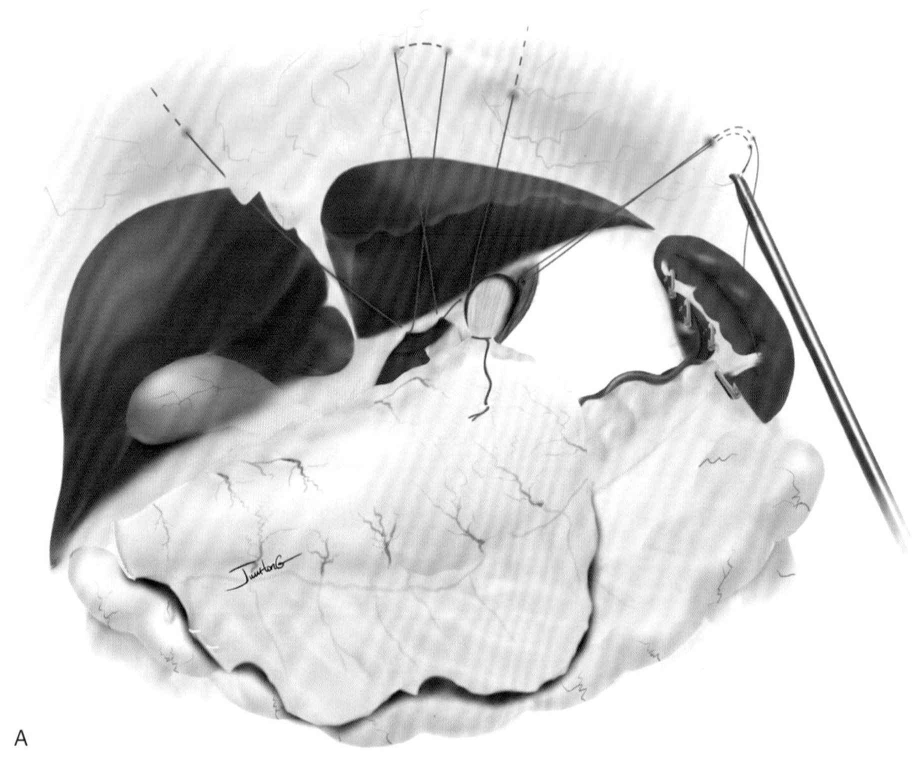

A

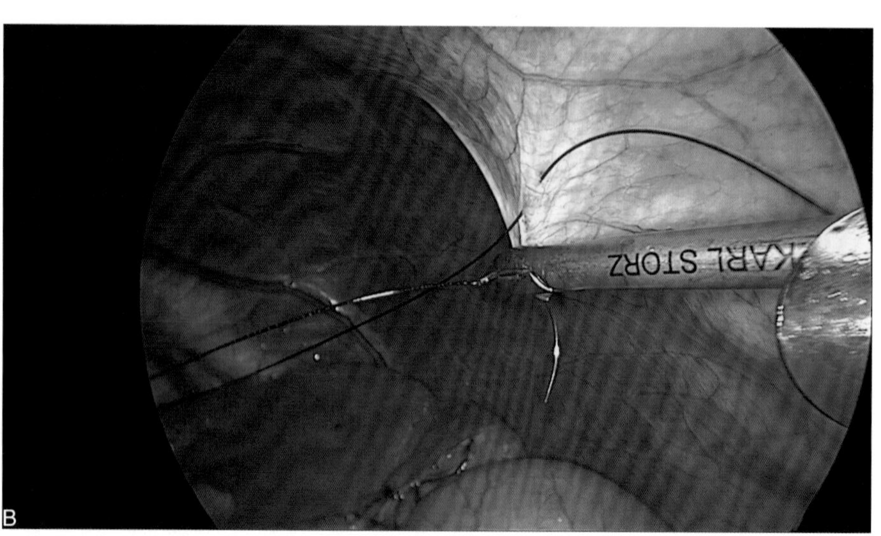

B

图 1-26　缝合左侧膈顶第二针。A. 示意图。B. 实景图

（4）步骤 4（图 1-27）

完成后状态，调整腹壁外 Prolene 线长度并固定。

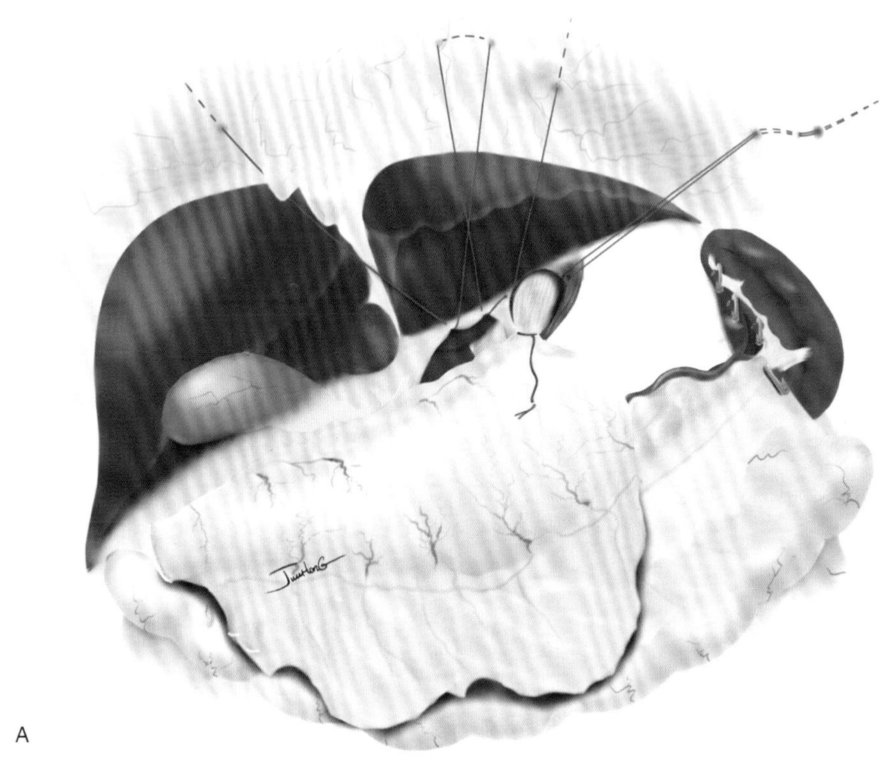

A

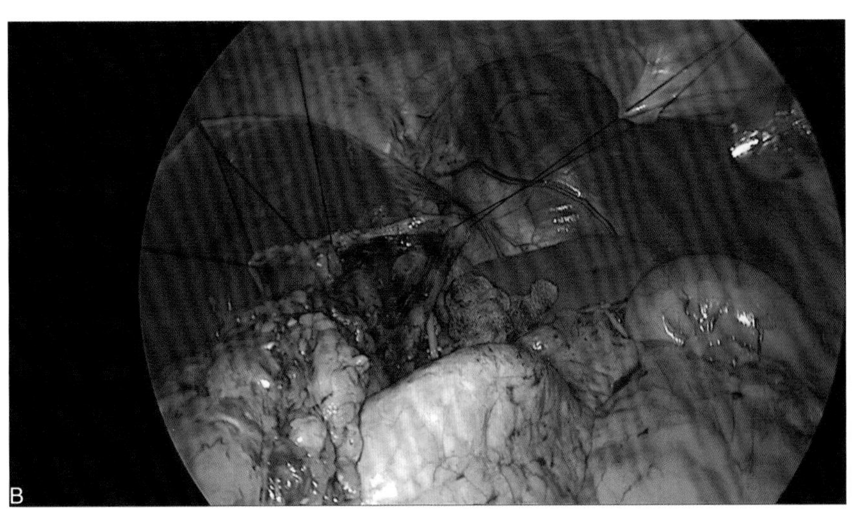

B

图 1-27 “W 形”肝脏及食管裂孔悬吊完成。A. 示意图。B. 实景图

3. 适用于吊肝同时悬吊肝圆韧带的改良“W 形”悬吊技术（视频 2）

（1）步骤 1（图 1-28）

以 2-0 Prolene 缝合肝圆韧带。

视频 2 肝脏悬吊（改良 W 形）

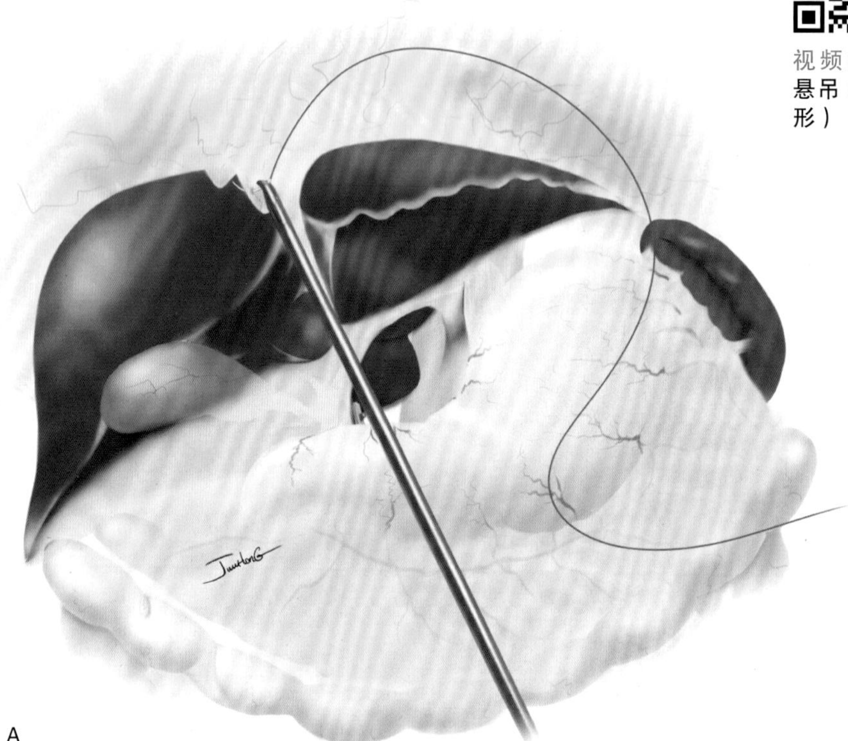

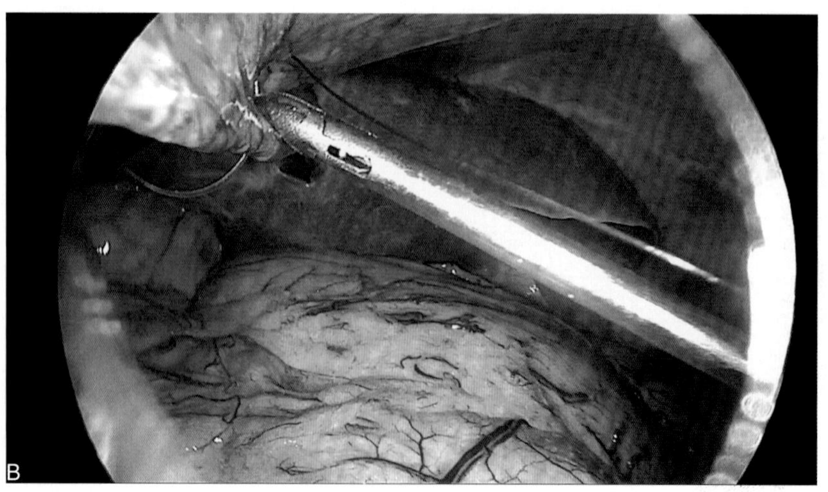

图 1-28 缝合肝圆韧带。A. 示意图。B. 实景图

(2)步骤 2(图 1-29)

出针后于左中上腹膈顶悬吊一针。

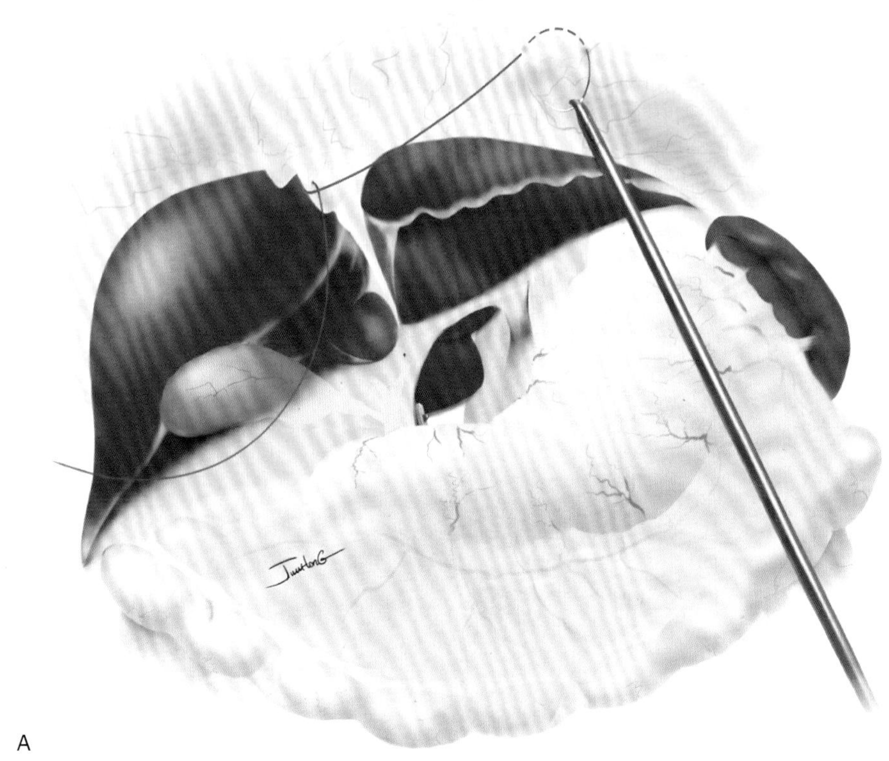

A

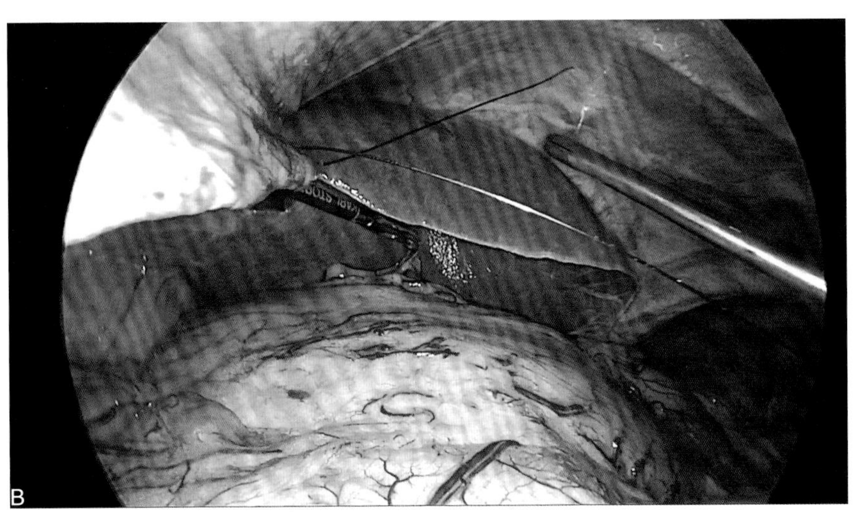

B

图 1-29 缝合左侧膈顶。A. 示意图。B. 实景图

(3) 步骤 3（图 1-30）

出针后悬吊右侧膈肌脚。

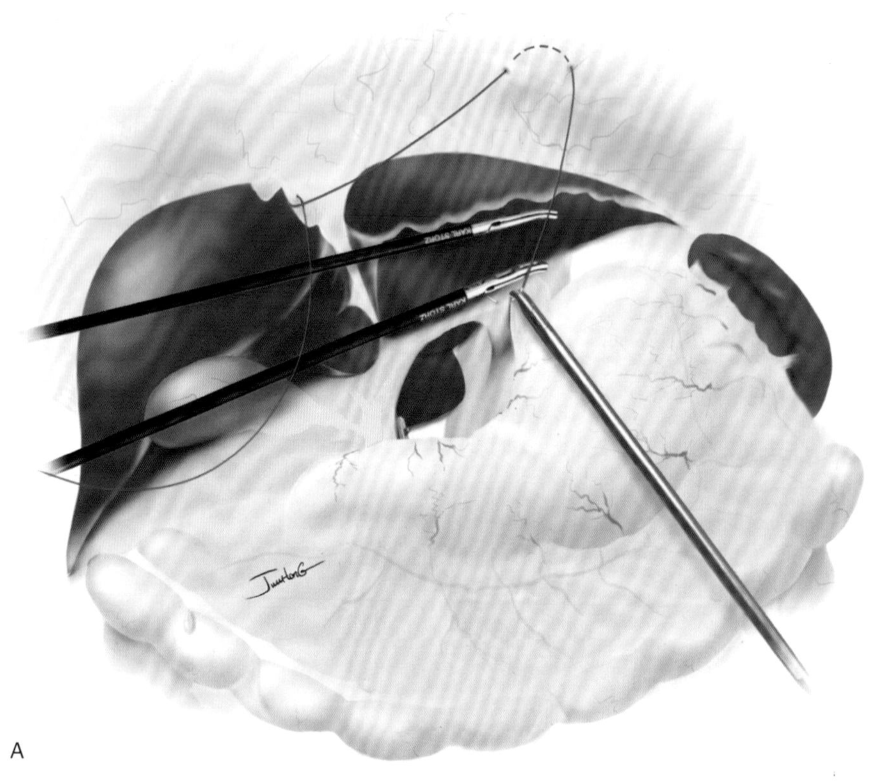

A

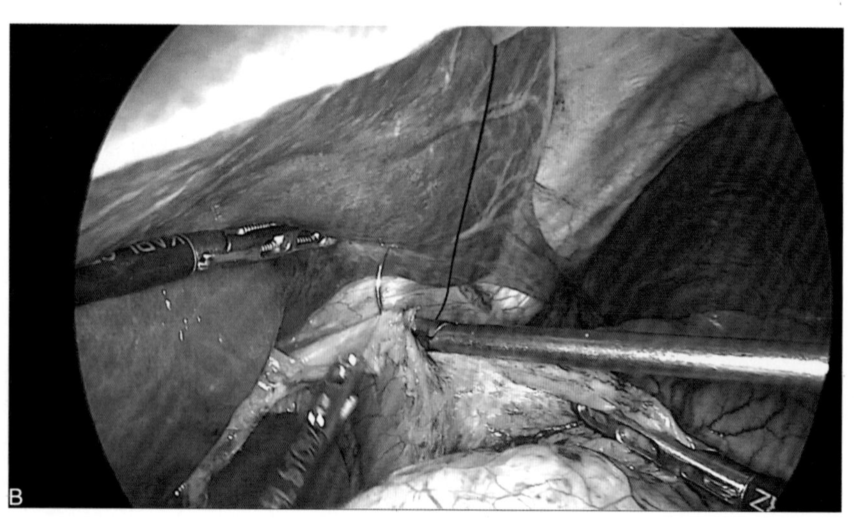

B

图 1-30　缝合右侧膈肌脚。A. 示意图。B. 实景图

（4）步骤 4（图 1-31）

悬吊一针肝胃韧带。

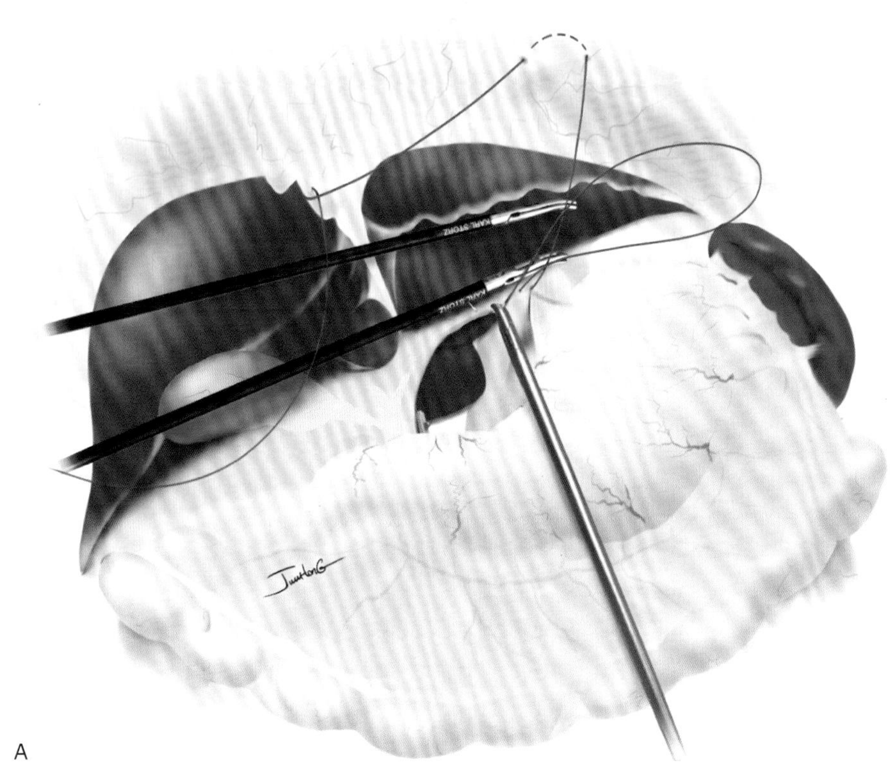

A

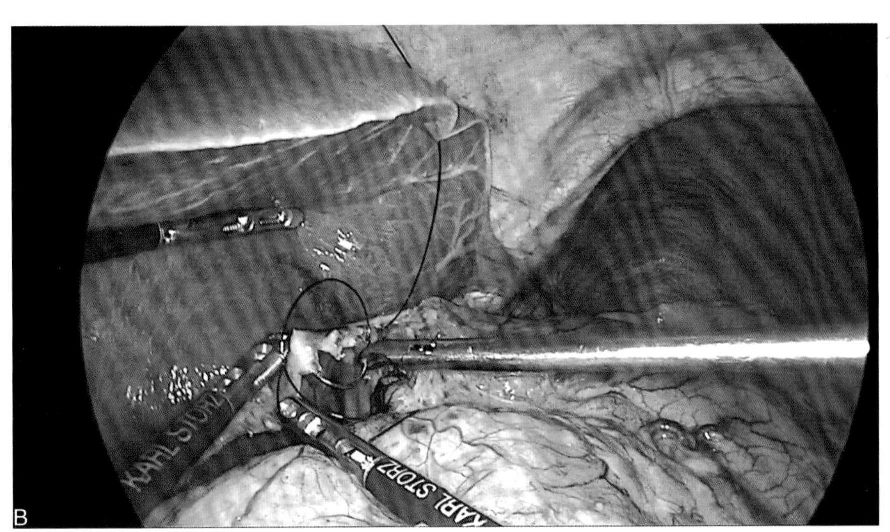

B

图 1–31 缝合肝胃韧带。A. 示意图。B. 实景图

（5）步骤 5（图 1-32）

出针后向左侧再次悬吊膈顶一针。

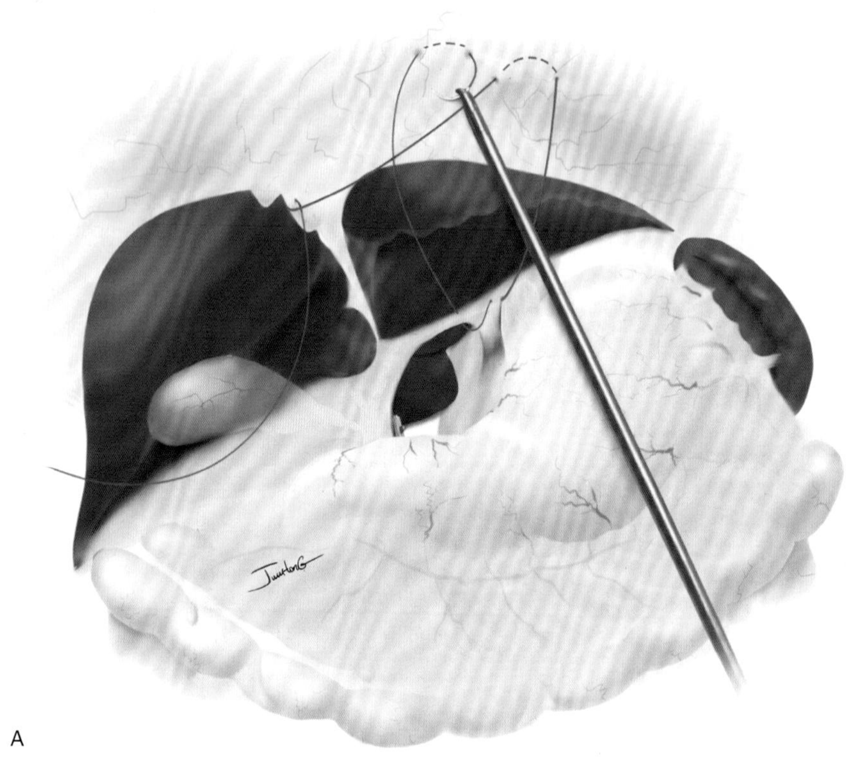

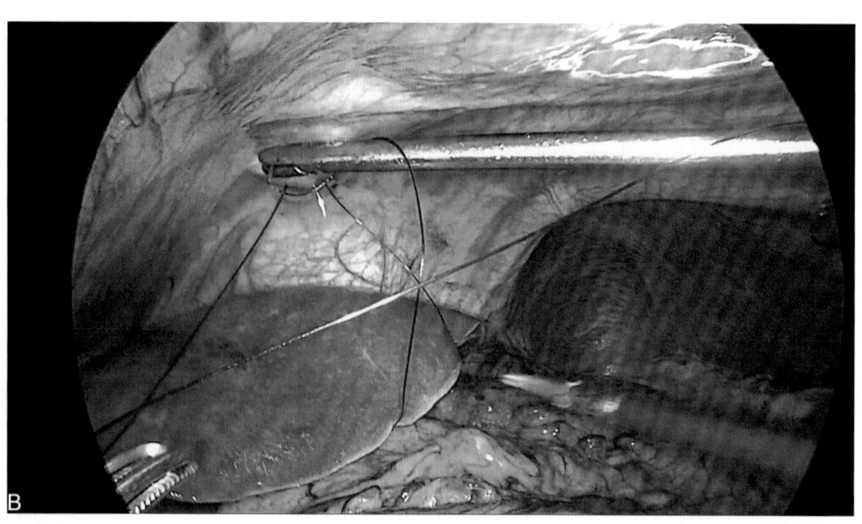

图 1-32 悬吊膈顶第二针。A. 示意图。B. 实景图

(6) 步骤6(图1-33)

再次缝合悬吊肝胃韧带。

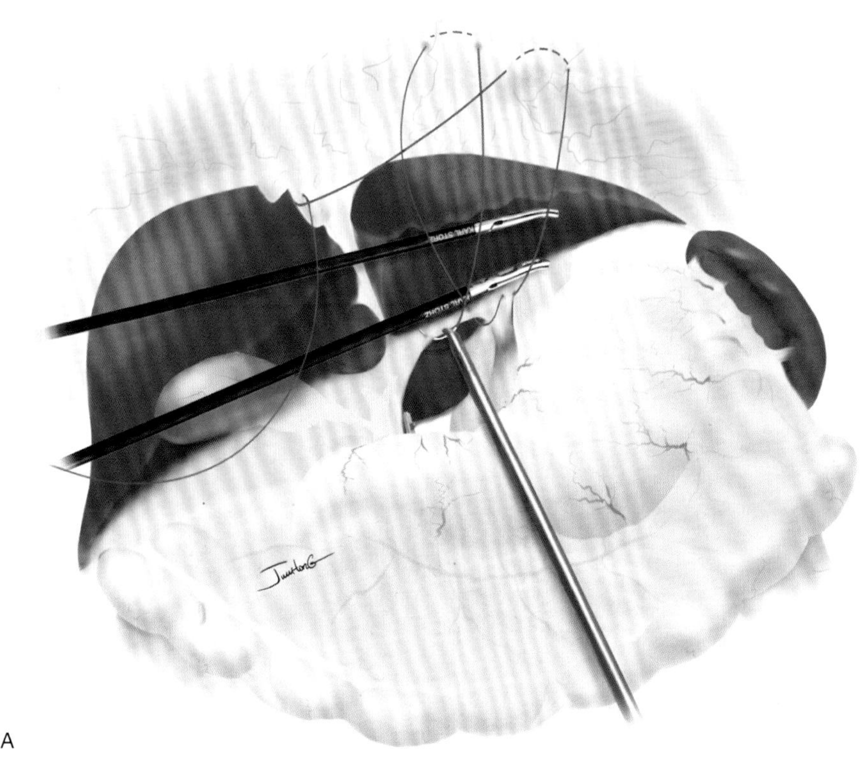

A

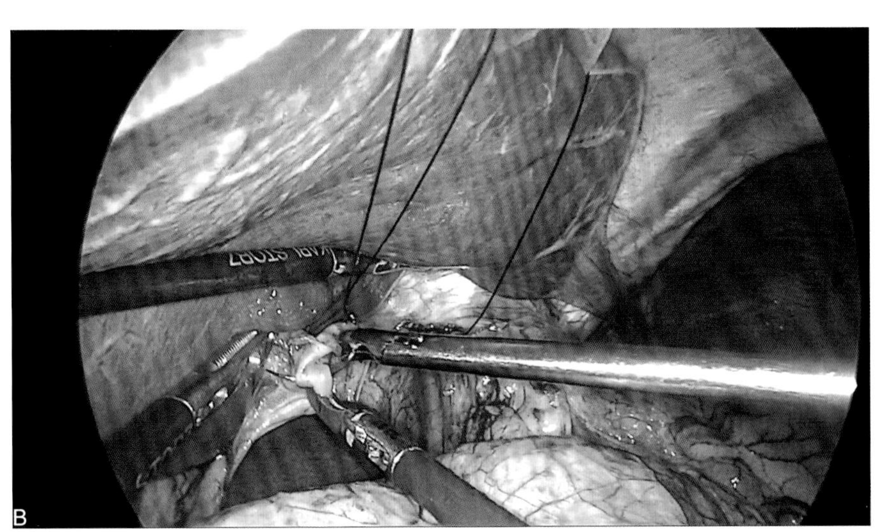

B

图1-33 缝合肝胃韧带第二针。A. 示意图。B. 实景图

（7）步骤 7（图 1-34）

去除缝针，于右上腹肋弓下以缝匠针同时引出缝线两端，调节缝线张力后于腹壁外固定。

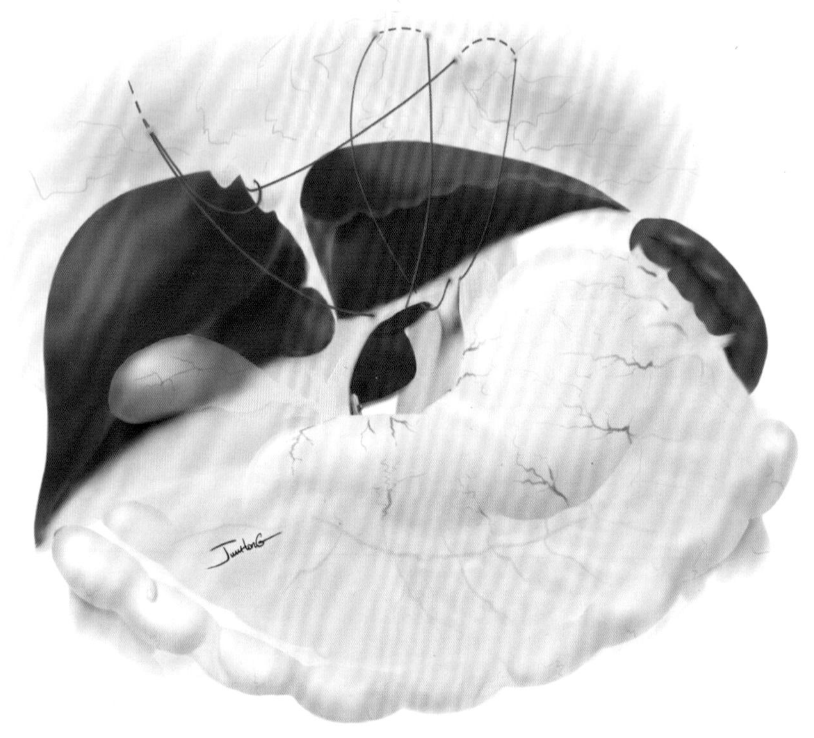

A

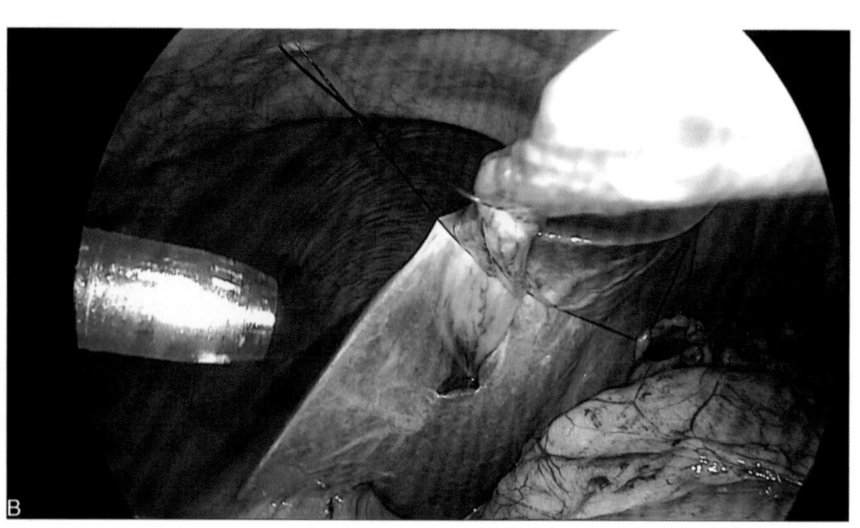

B

图 1-34　右侧膈顶缝匠针牵引悬吊线。A. 示意图。B. 实景图

（8）步骤 8（图 1-35）

完成后的改良“W 形”肝脏悬吊技术图示。

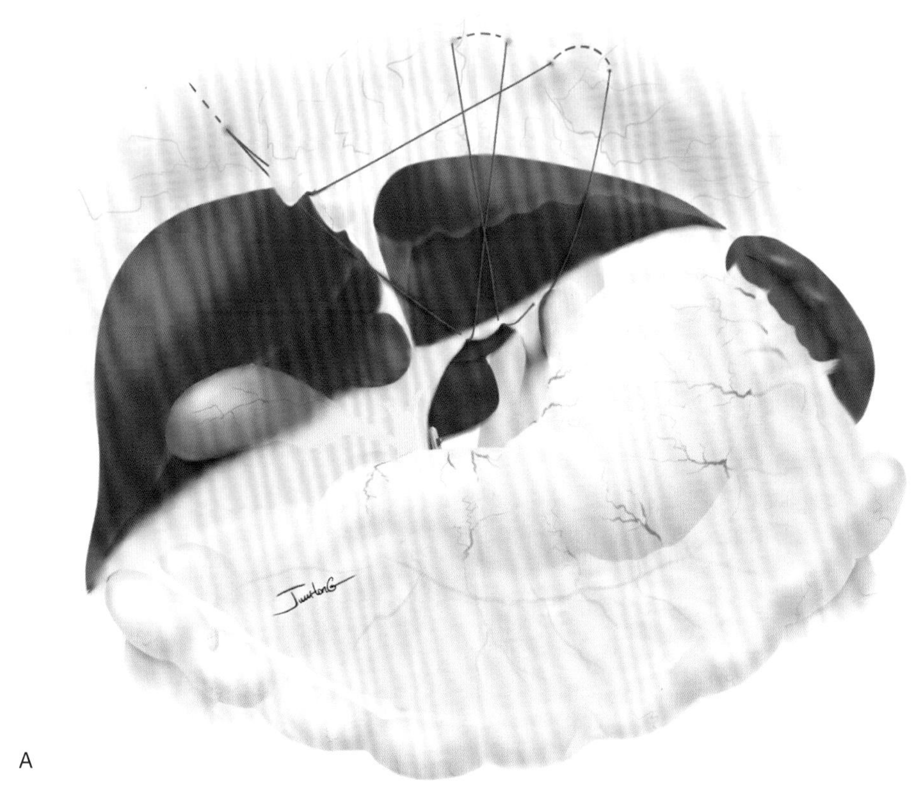

A

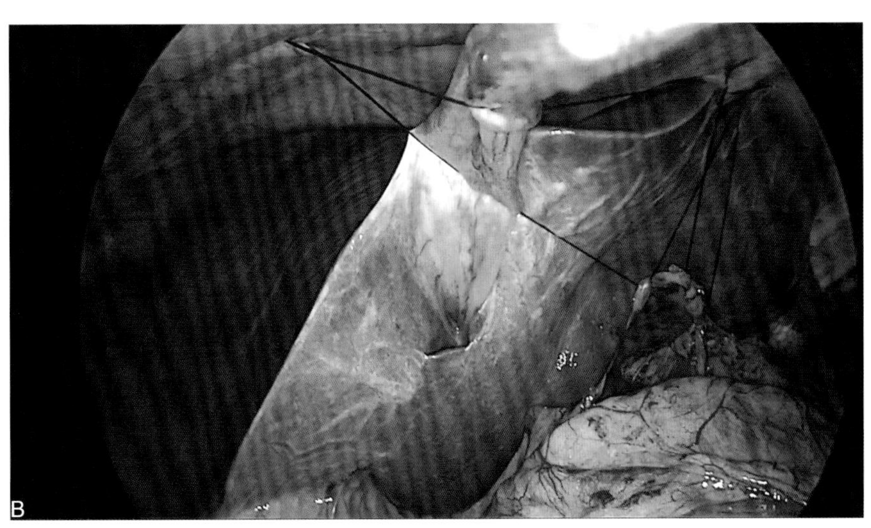

B

图 1-35 改良“W 形”悬吊完成。A. 示意图。B. 实景图

(9) 步骤 9（图 1-36）

改良“W 形”肝脏悬吊法也可以结合前述的食管裂孔悬吊。

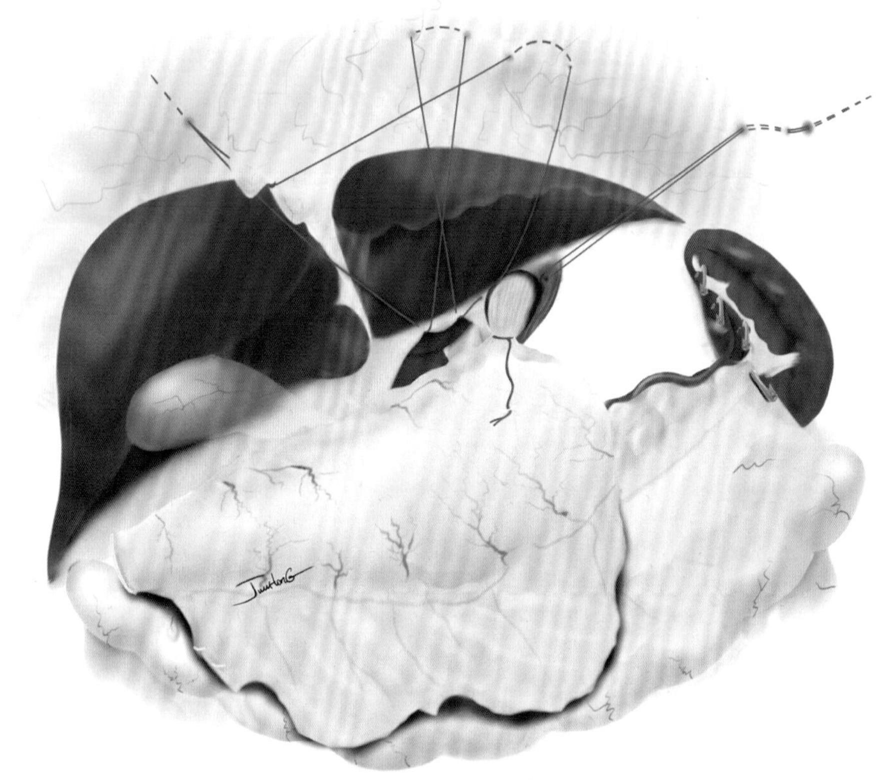

A

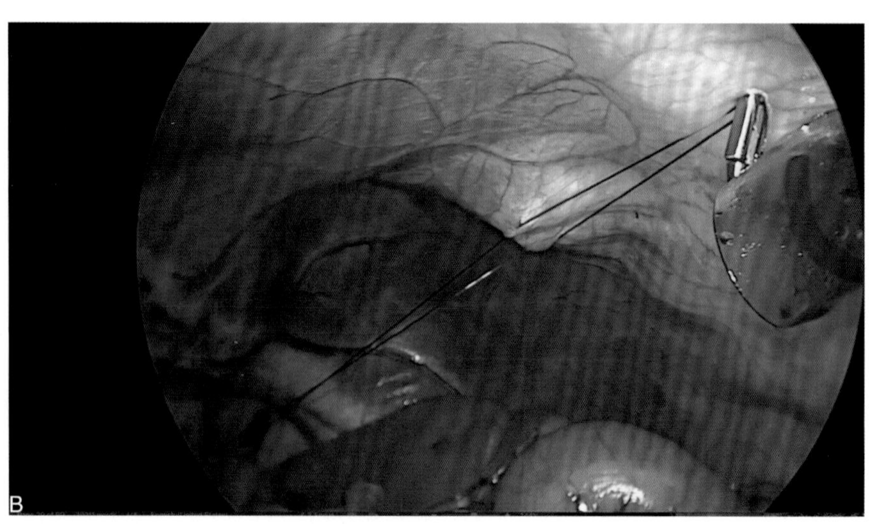

B

图 1-36　改良“W 形”肝脏及食管裂孔悬吊。A. 示意图。B. 实景图

（10）步骤 10（图 1-37）

如左侧肋弓比较高，左侧膈肌脚牵引也可以简化，省去缝合膈顶的步骤，直接以缝匠针引出缝线两端。

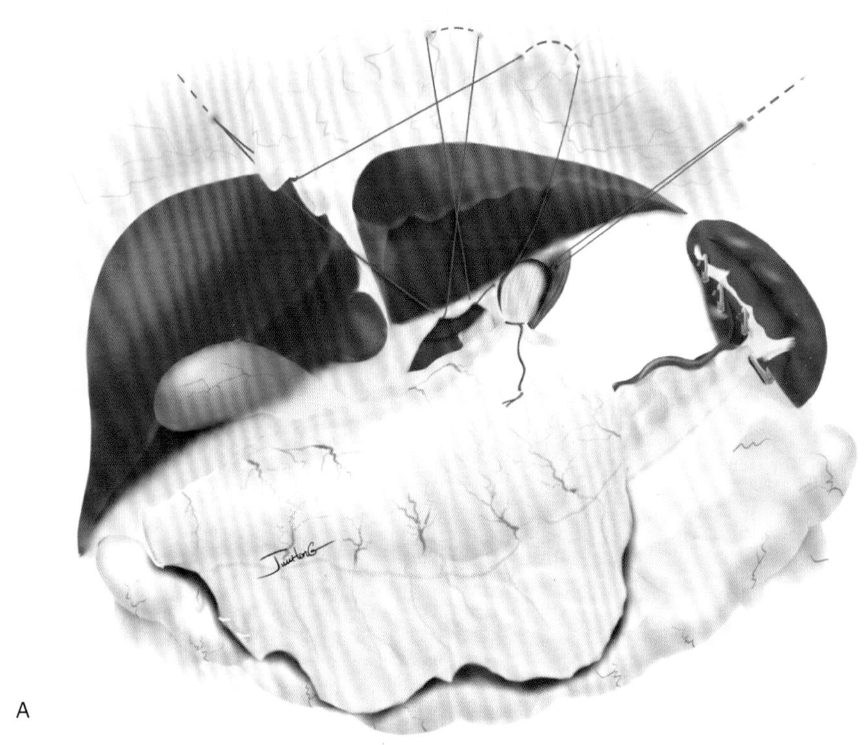

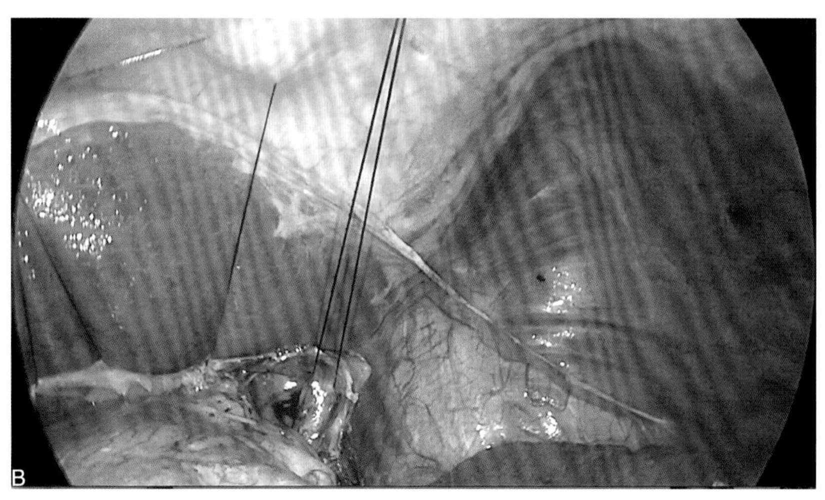

图 1-37　左侧膈肌脚简化悬吊。A. 示意图。B. 实景图

第二章　远端胃切除后重建

第一节　现状与“华山”特色

1992 年，新加坡的 Goh 等报道了世界首例腔内胃肠吻合——Billroth-Ⅱ吻合[1]。2 年后，Kitano 报道了首例腹腔镜辅助远端胃癌根治术，从而开创了胃癌腹腔镜手术治疗的先河[2]，两者结合起来就是我们现在所说的全腹腔镜下远端胃癌根治术（totally laparoscopic distal gastrectomy，TLDG）。近 20 年来，随着技术及相关器械的飞速发展，TLDG 的消化道重建技术不断成熟完善，腔内吻合的理念已逐渐被广大的胃肠外科医生接受，并有着取代传统腹腔镜辅助手术的趋势[3]。

和开放吻合一样，主流的 TLDG 吻合方式是：Billroth-Ⅰ（B-Ⅰ）、Billroth-Ⅱ（B-Ⅱ）和 Roux-en-Y（R-Y）吻合。目前，B-Ⅰ吻合主要是基于三角吻合（Delta-shaped anastomosis，DA）[4] 及胃十二指肠 Overlap 吻合[5] 的各种改良吻合方式，其优点包括：①符合消化道生理解剖，利于胃肠功能的恢复，利于消化液的分泌及食物的消化吸收；②术后可行十二指肠、胆道的内镜检查及治疗。弊端在于：①为了避免吻合口张力过大，需要游离较长的十二指肠残端以及保留较多的残胃；②手术技术比较复杂，对术者与助手间的配合要求比较高。B-Ⅱ吻合是国内开展最多的腔内吻合，其优点是操作简单，可以切除较多的胃，能满足远端胃次全切除的需求。但是单纯的 B-Ⅱ有着较高的碱性返流发生率，且输入袢问题引起的十二指肠残端瘘的风险相对其他吻合方式高。因此，在 B-Ⅱ吻合的基础上加做一个 Braun 吻合（输入袢 – 输出袢的侧 – 侧吻合）转流输入袢消化液以减少胆汁返流及输入袢问题的发生率。R-Y 吻合是返流最少的吻合方式，能够满足远端胃次全切除的需求，并且有助于改善糖尿病、高血压等代谢性问题。但

R-Y吻合的操作相对复杂、临床费用也较高，另有报道显示R-Y吻合术后有5% ~ 30%的Roux淤滞综合征（Roux stasis syndrome，RSS）发生率[6]。

在日本，早期远端胃癌占多数，许多中心主要的腔内吻合方式为B-Ⅰ及R-Y。其B-Ⅰ吻合的适应证为：①术前没有胃食管返流症状；②没有食管裂孔疝；③可以保留足够的残胃容量。而在韩国，TLDG则比较流行非离断R-Y（Uncut R-Y）吻合。这是一个形似B-Ⅱ但又能起到R-Y功能的改良术式（在B-Ⅱ+Braun的基础上增加输出袢的长度，并且阻断但不离断输入袢）。据报道Uncut R-Y吻合既避免了返流，还通过保留输入袢肠道的延续性避免RSS的发生，并且由于不要处理空肠系膜，操作较R-Y吻合而言要简单许多[7]。

我们团队（指复旦大学附属华山医院的编者团队，简称“华山”）自2013年3月完成首例三角吻合后开始逐步开展TLDG，到目前为止，已300余例。早年我们的主要吻合方式是黄昌明教授发明的改良三角吻合[8]及Uncut R-Y吻合，对于高龄或手术条件相对较差的病例施行B-Ⅱ+Braun吻合。随着经验的积累及SPLT技术的发明，我们逐步将SPLT技术融入到各个TLDG的吻合当中，发现其也能起到“降低手术难度，减少临床费用”的作用，如Delta SPLT[9]或B-Ⅰ Overlap SPLT。“自牵引”简化助手的操作，其只要通过牵引结扎线来配合吻合，既降低了技术要求，又避免了直接钳夹组织可能造成的副损伤；在吻合过程中不需要游离十二指肠残端，也不需要旋转十二指肠，通过简化手术细节来降低吻合难度。“后离断”不仅节省了一枚钉仓（用于离断十二指肠的钉仓），还避免了容易缺血的吻合交汇线及“狗耳朵”，而且不需要切除额外的十二指肠壁，避免吻合狭窄。由于胃癌根治术后的患者（尤其是胃肠转流的患者）比较容易出现胆汁淤积，继而出现胆石症，我们选择部分具有高危因素且经济条件许可的病例，在Uncut R-Y吻合的基础上加做输出袢与十二指肠的自牵引后离断吻合，形成胃空肠及胃十二指肠双通道（double-tract），我们称之为“double-tract Uncut SPLT”（DT Uncut SPLT），一方面希望通过建立十二指肠的食物排泄通路降低胆汁淤滞的发生率，另一方面为之后可能的内镜治疗创造条件。

第二节　适应证及禁忌证

1. 使用SPLT技术的腔内胃十二指肠吻合

（1）适应证（同时满足以下条件）：

1）胃窦恶性肿瘤或癌前病变。

2）肿瘤直径＜3 cm。

3）残胃满足切缘需求且有足够容积。

（2）相对禁忌证：

1）肿瘤侵及胃体或幽门管。

2）胃窦弥漫浸润型肿瘤。

3）食管裂孔疝或胃食管返流病史。

4）十二指肠球部粘连、畸形或瘢痕。

（3）禁忌证：

1）必须通过术中冰冻病理确认阴性切缘的病例。

2）同传统 B-Ⅰ吻合。

2. 使用 SPLT 技术的远端胃切除双通道吻合

（1）适应证：

1）胃窦肿瘤。

2）可行远端胃大部切除或远端胃次全切除的胃体肿瘤。

3）幽门管肿瘤或良性疾病（瘢痕梗阻等）。

（2）相对禁忌证：

1）患者高龄或手术耐受能力差。

2）必须通过术中病理确认阴性切缘的病例。

3）手术条件差。

4）经济条件限制。

（3）禁忌证：

同传统腔内 B-Ⅱ吻合。

第三节　远端胃切除的 SPLT 重建方式

1. Billroth-Ⅰ吻合：自牵引后离断三角吻合（self-pulling and latter transected delta-shaped gastroduodenostomy，Delta SPLT)（视频 3）

视频 3　Delta SPLT

（1）步骤 1（图 2-1）

不同于传统的三角吻合方式，我们不离断十二指肠，而是使用一根无菌麻绳结扎幽门远端，助手通过向不同方向牵引麻绳来配合完成吻合。

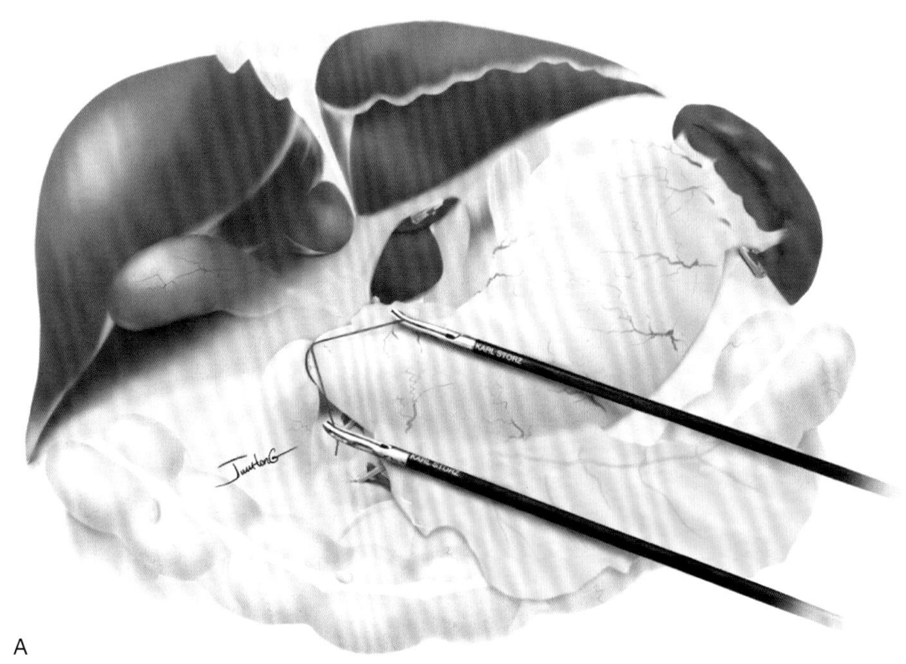

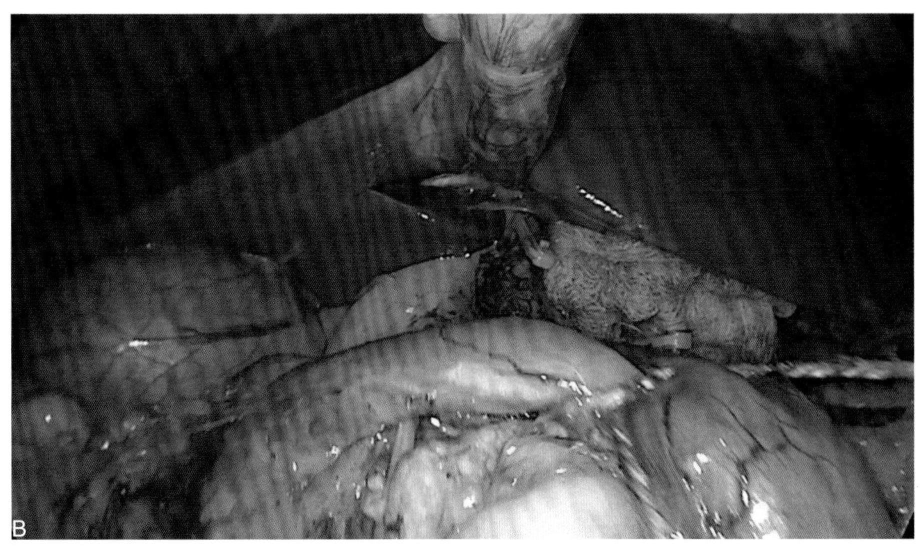

图 2-1 结扎十二指肠球部。A. 示意图。B. 实景图

（2）步骤 2（图 2-2）

于十二指肠球部头侧壁打孔（一般距离结扎线 1 ~ 2 cm）。

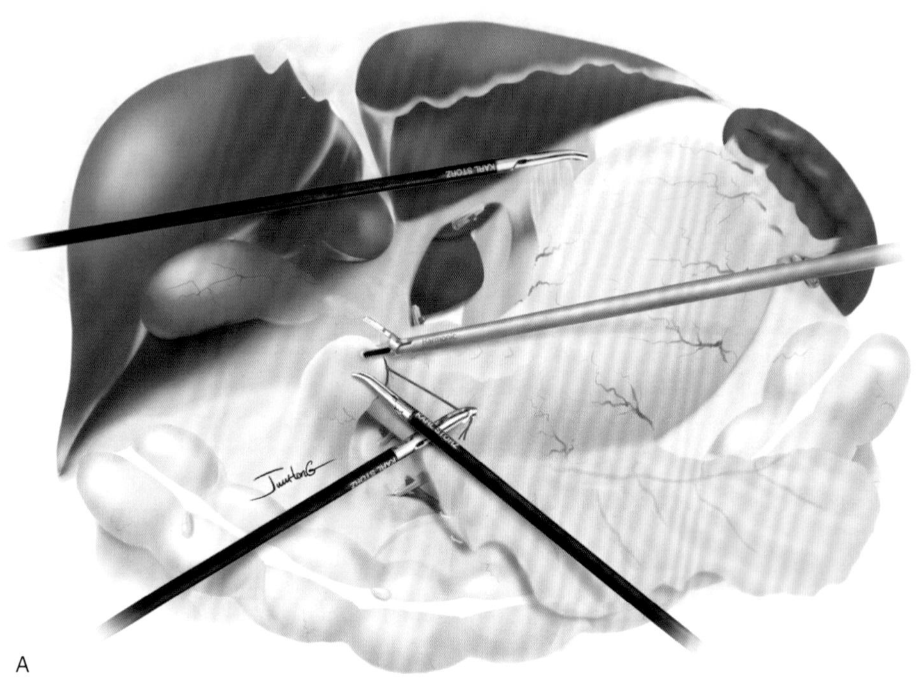

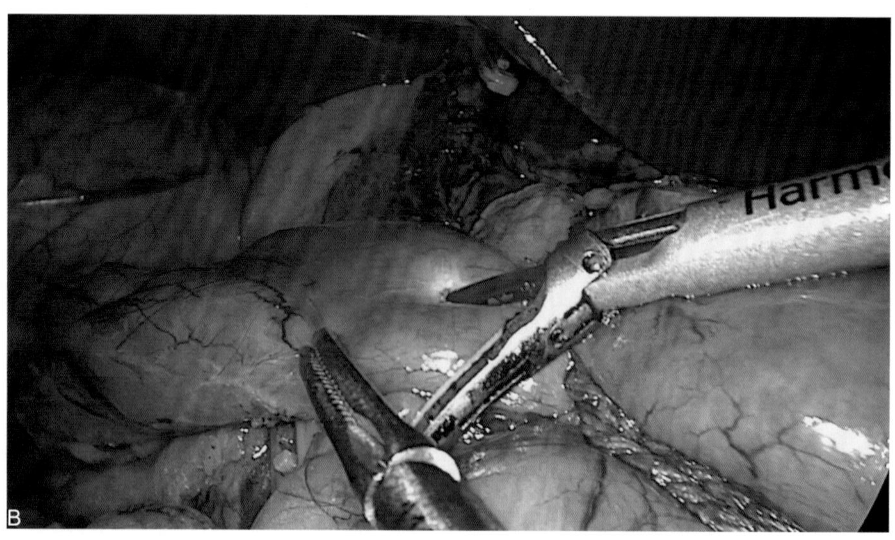

图 2-2　十二指肠球部打孔。A. 示意图。B. 实景图

（3）步骤3（图2-3）

于中上1/2 ~ 1/3切断近段胃体大弯侧（夹闭吻合器后于激发前可向十二指肠方向牵引近段胃，测试吻合张力）。

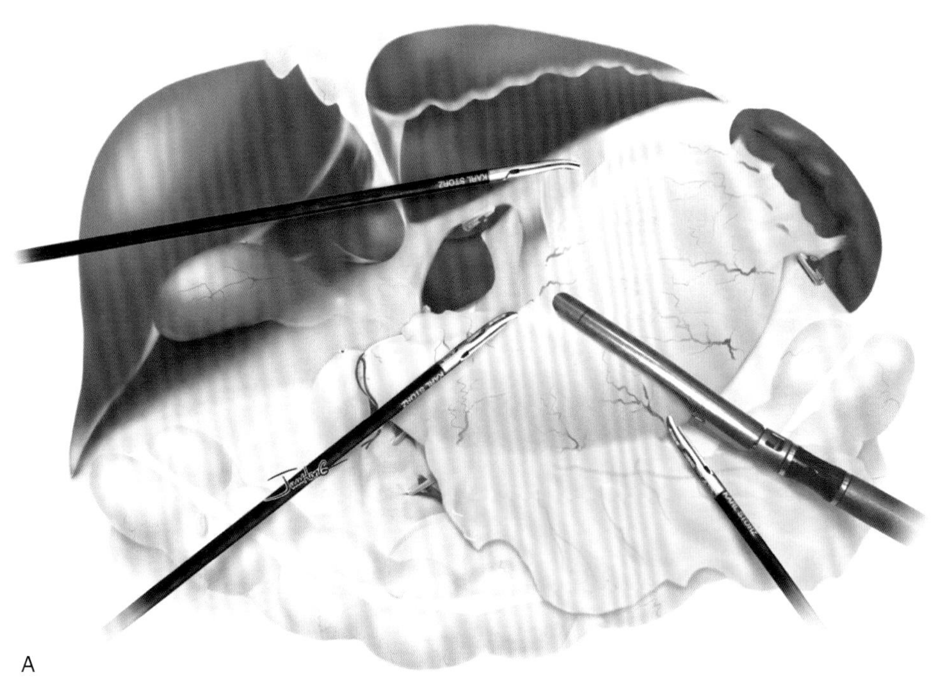

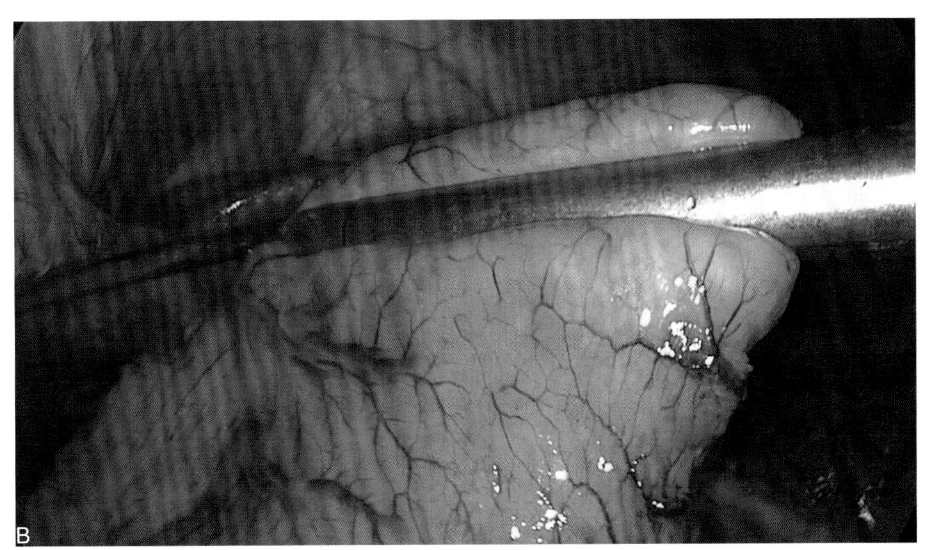

图2-3　离断胃壁“第一枪”（大弯侧）。A. 示意图。B. 实景图

（4）步骤 4（图 2-4）

切断近段胃小弯侧。

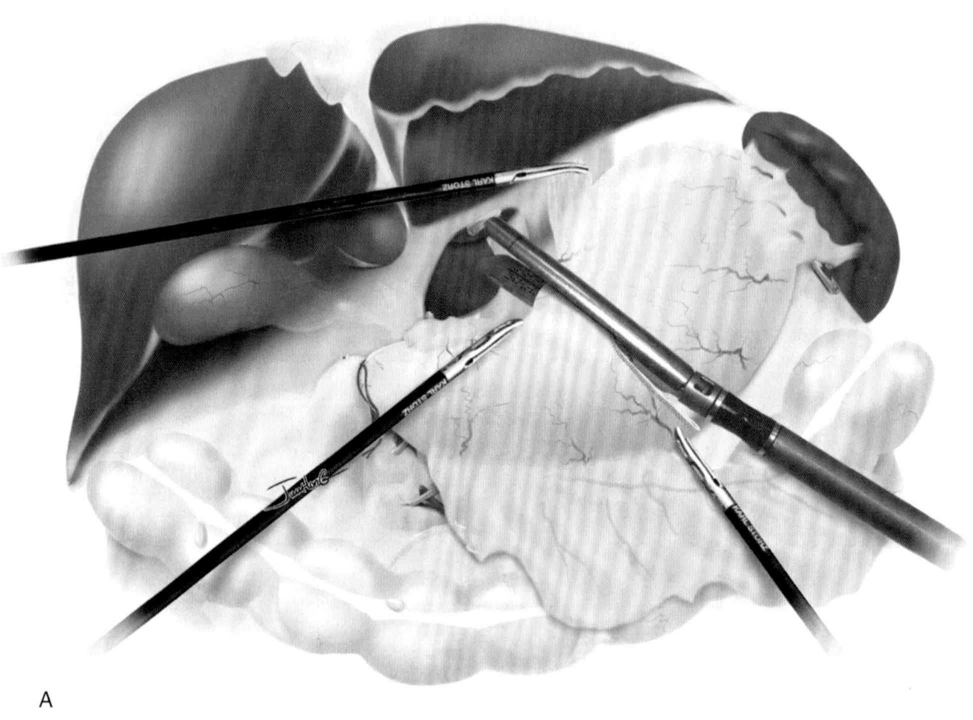

A

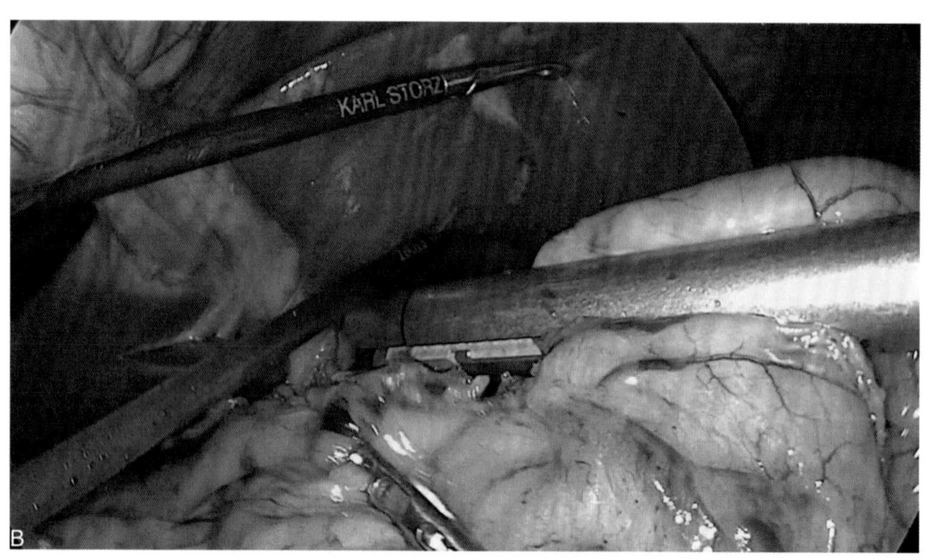

B

图 2-4　离断胃壁“第二枪”（小弯侧）。A. 示意图。B. 实景图

(5) 步骤 5(图 2-5)

于胃大弯侧尖端打孔(注意避免残胃潴留液体的溢出)。

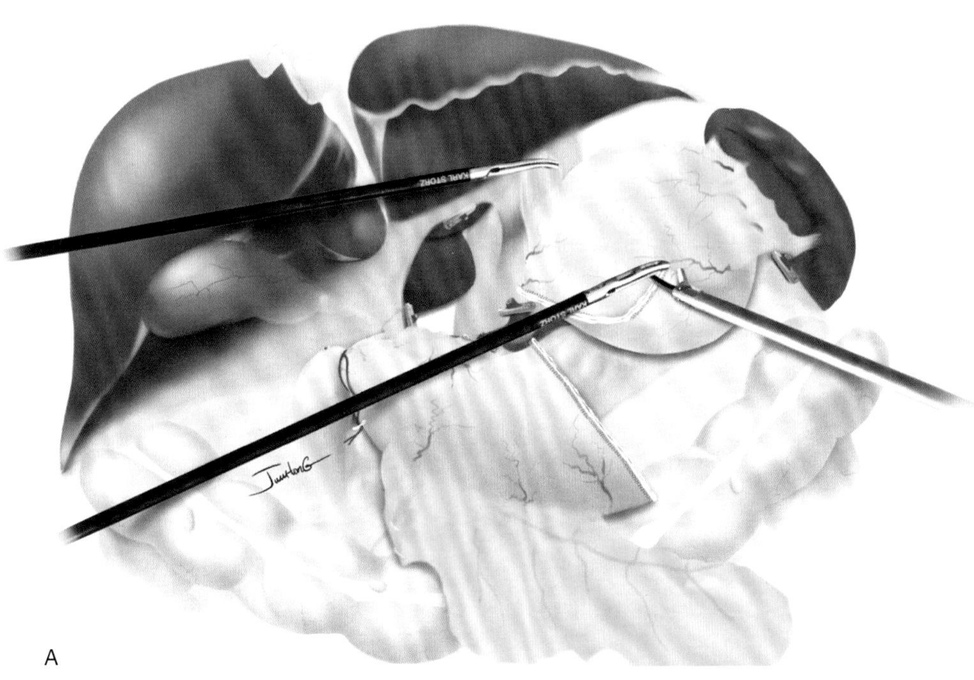

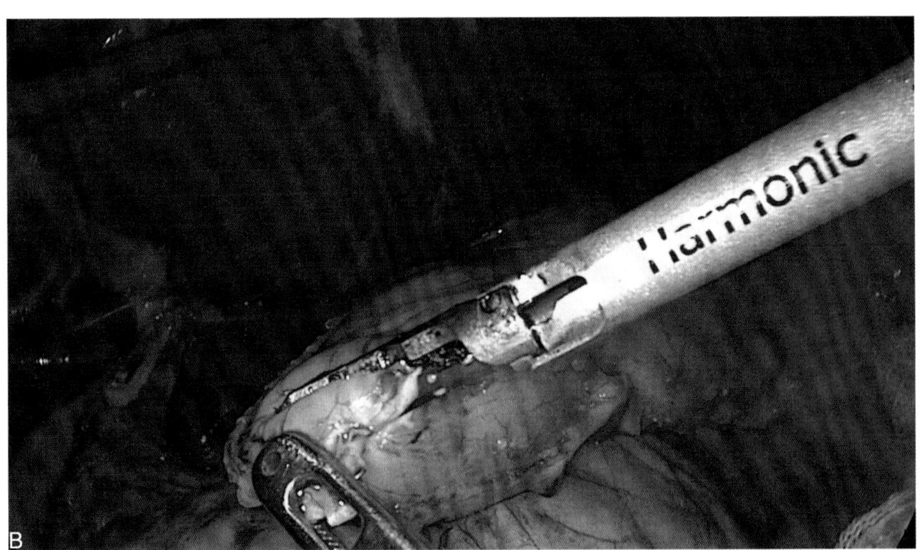

图 2-5 残胃打孔。A. 示意图。B. 实景图

（6）步骤 6（图 2-6）

残胃后壁与十二指肠外后壁 V 形吻合，注意确保胃壁残端与吻合线间距 > 2 cm，避免胃壁缺血（注意避免吻合器头端戳破胃肠道），吻合长度 45 ~ 60 mm。

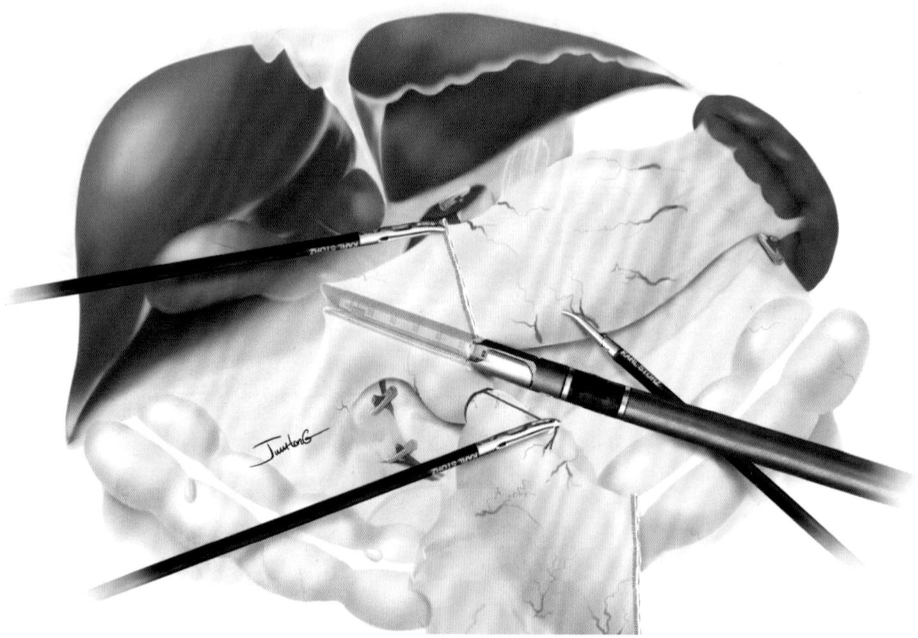

A

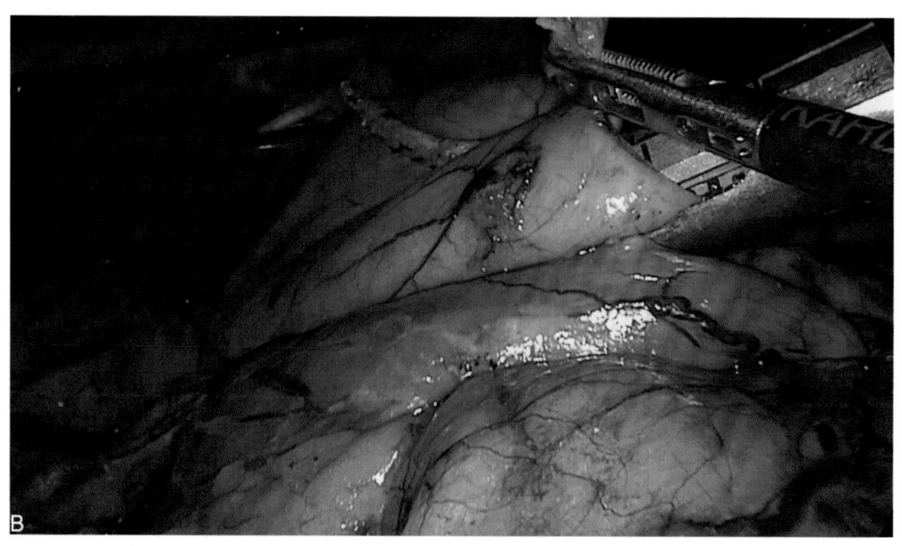

图 2-6　**胃十二指肠 V 形吻合。A. 示意图。B. 实景图**

（7）步骤 7（图 2-7）

通过共同开口检查吻合口成形状况后再关闭共同开口。使用一枚钉仓将共同开口与十二指肠球部一并切除。

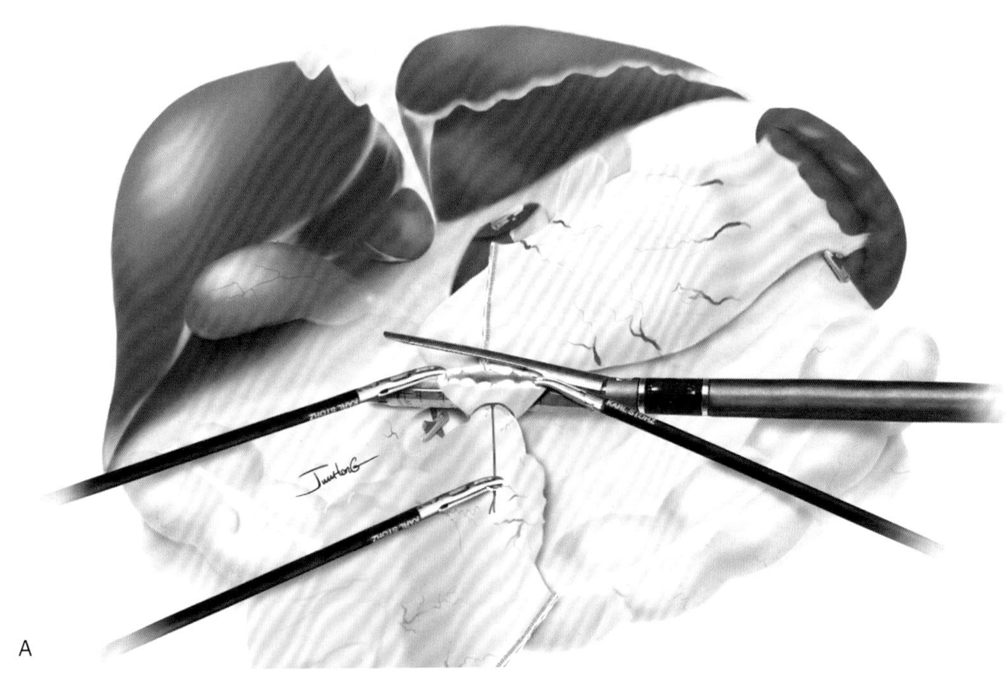

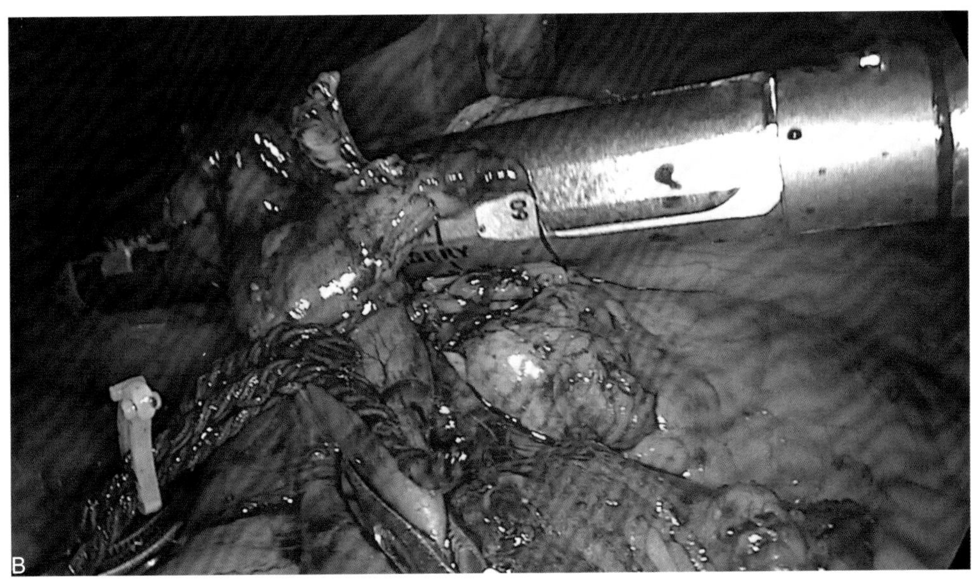

图 2-7 Delta SPLT 关闭共同开口。A. 示意图。B. 实景图

（8）步骤 8（图 2-8）

完成后可于吻合口后方、胰腺上缘留置一根负压引流管。

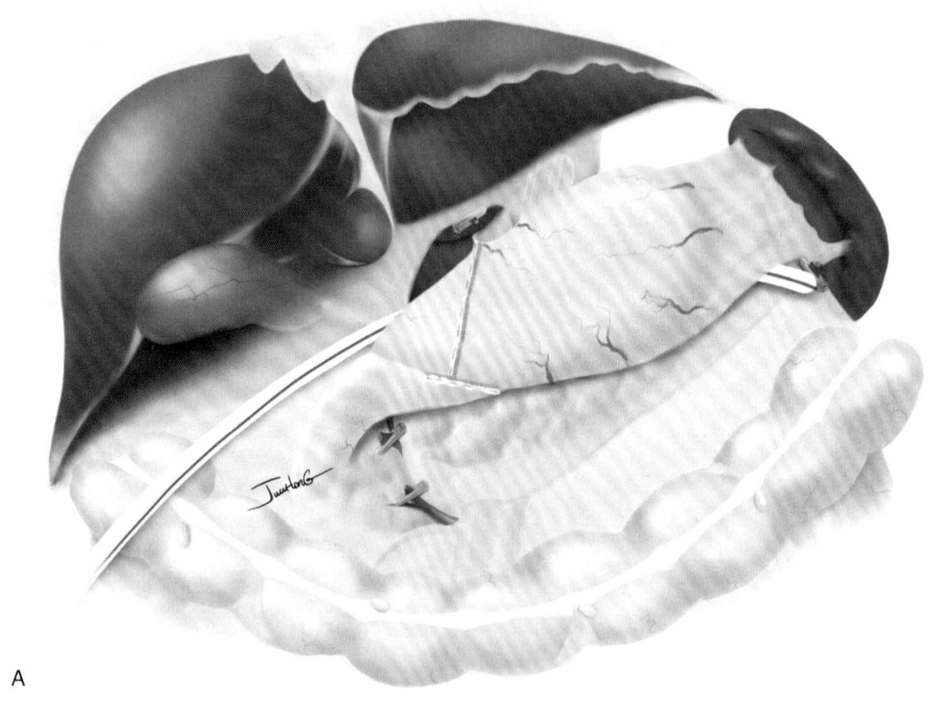

A

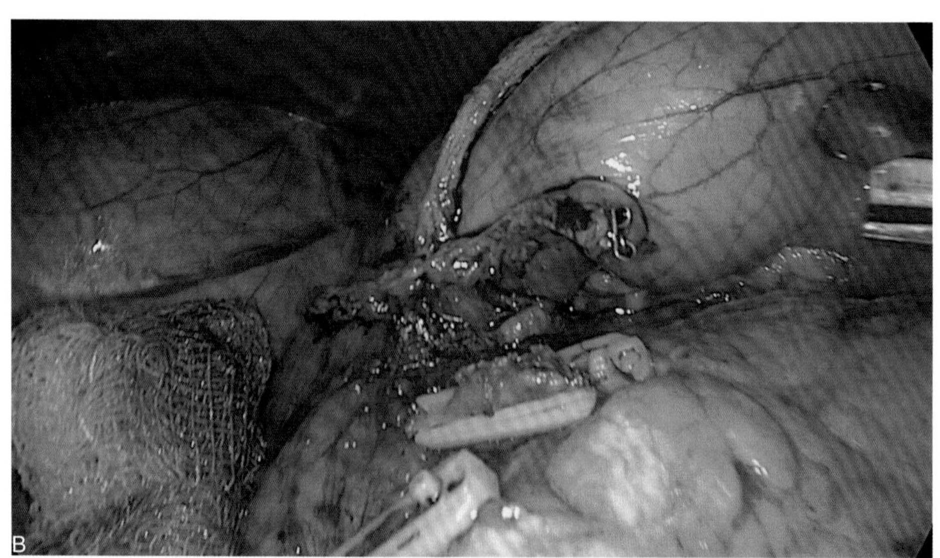

B

图 2-8　Delta SPLT 引流管放置。A. 示意图。B. 实景图

2.Billroth-I 吻合：自牵引后离断胃十二指肠 Overlap 吻合（self-pulling and latter transected overlap Billroth-I anastomosis，B-I Overlap SPLT）（视频 4）

视频 4 B-I Overlap SPLT

B-Ⅰ的 SPLT 吻合方式也可以先断胃再进行幽门结扎，以 B-Ⅰ Overlap SPLT 为例。

(1) 步骤 1（图 2-9）

于中上 1/2 ~ 1/3 处切断胃体大弯侧。

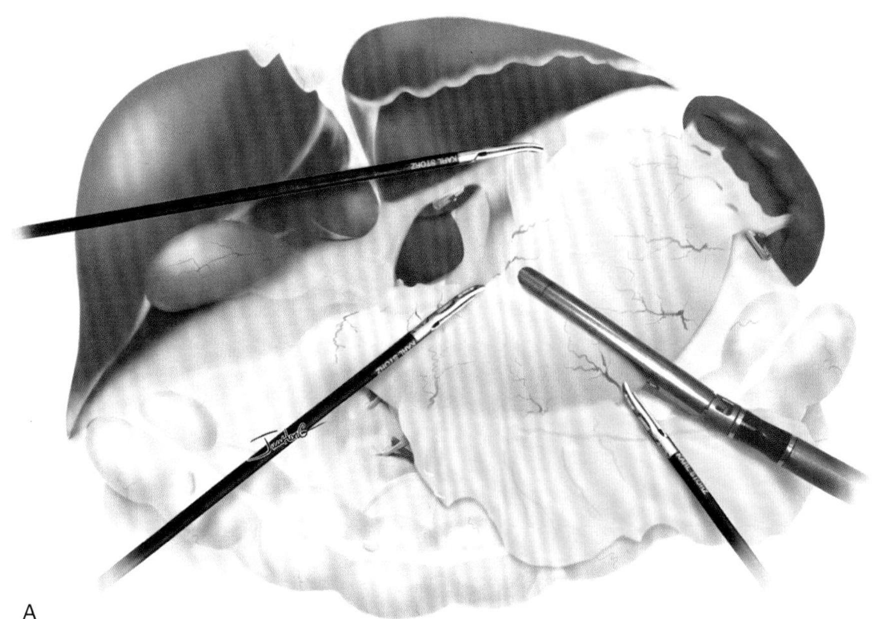

A

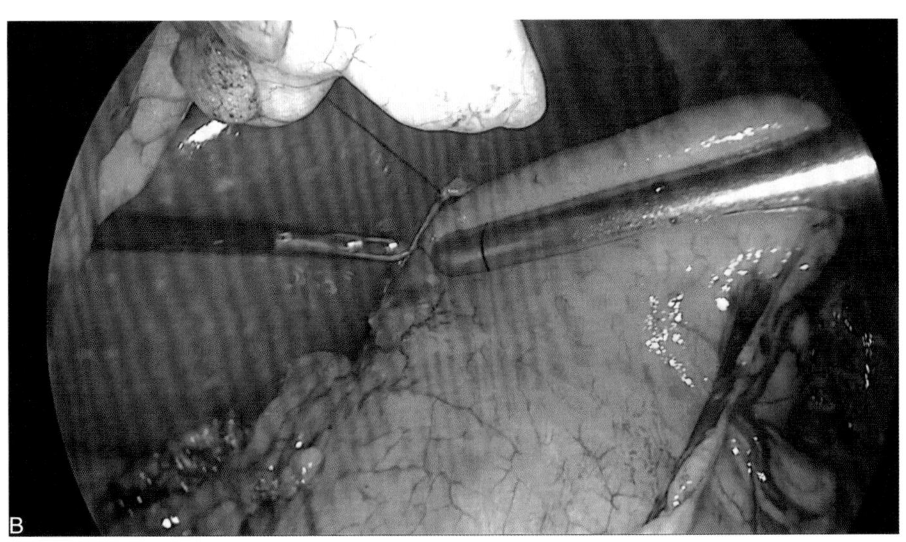

B

图 2-9 离断胃“第一枪”（大弯侧）。A. 示意图。B. 实景图

（2）步骤 2（图 2-10）

切断胃小弯侧。

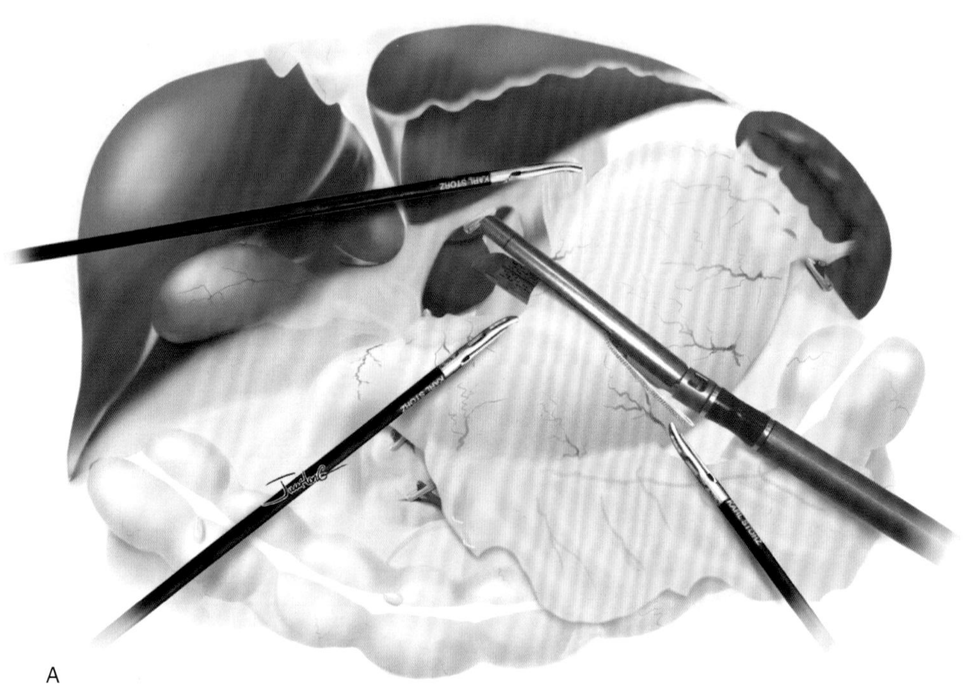

A

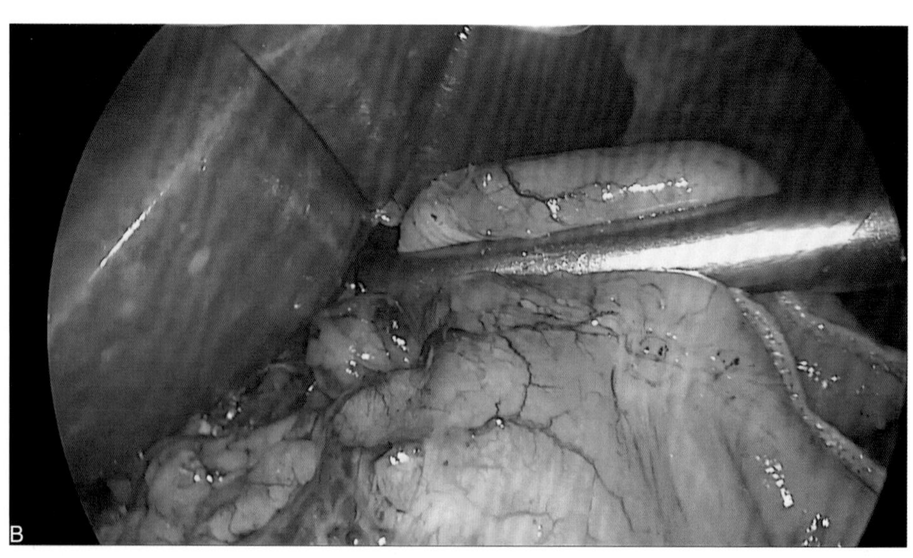

B

图 2-10　离断胃“第二枪”（小弯侧）。A. 示意图。B. 实景图

（3）步骤 3（图 2-11）

测量后于大弯侧胃壁打孔（距大弯侧尖端约 5 ~ 6 cm）。

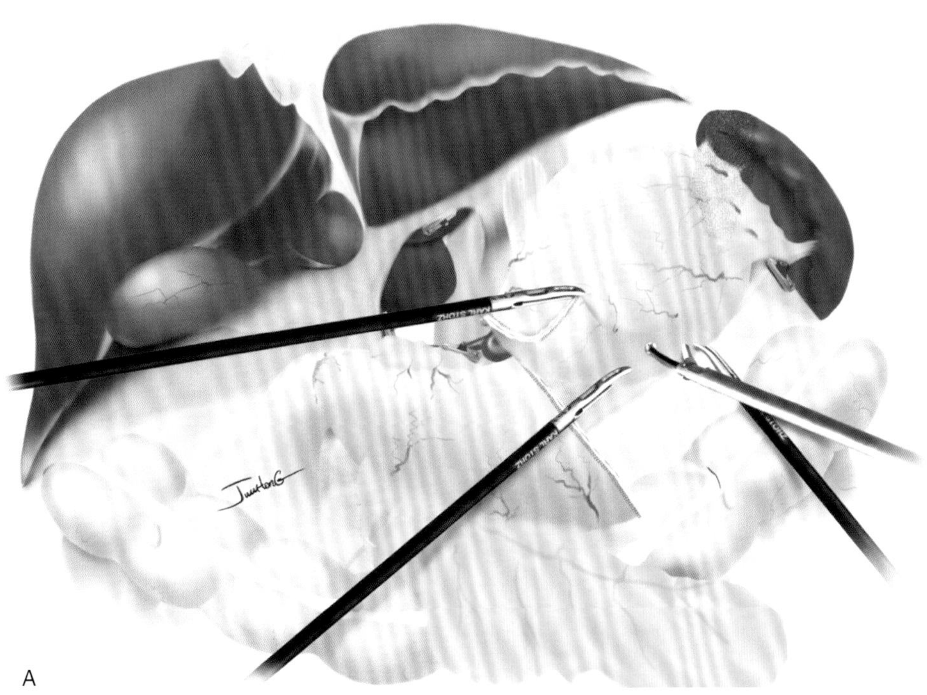

A

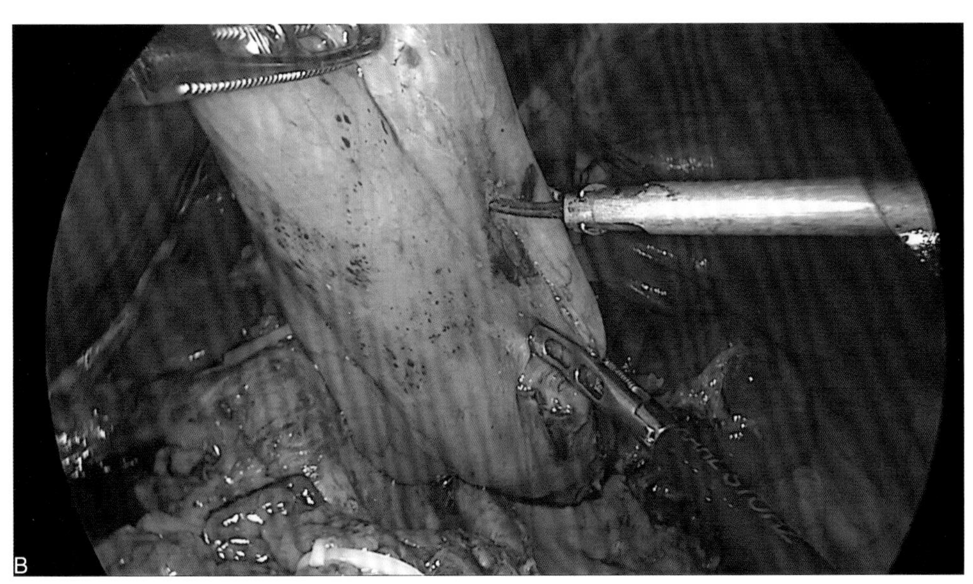

B

图 2-11　B-Ⅰ Overlap SPLT 残胃打孔。A. 示意图。B. 实景图

（4）步骤 4（图 2-12）

结扎幽门远端。

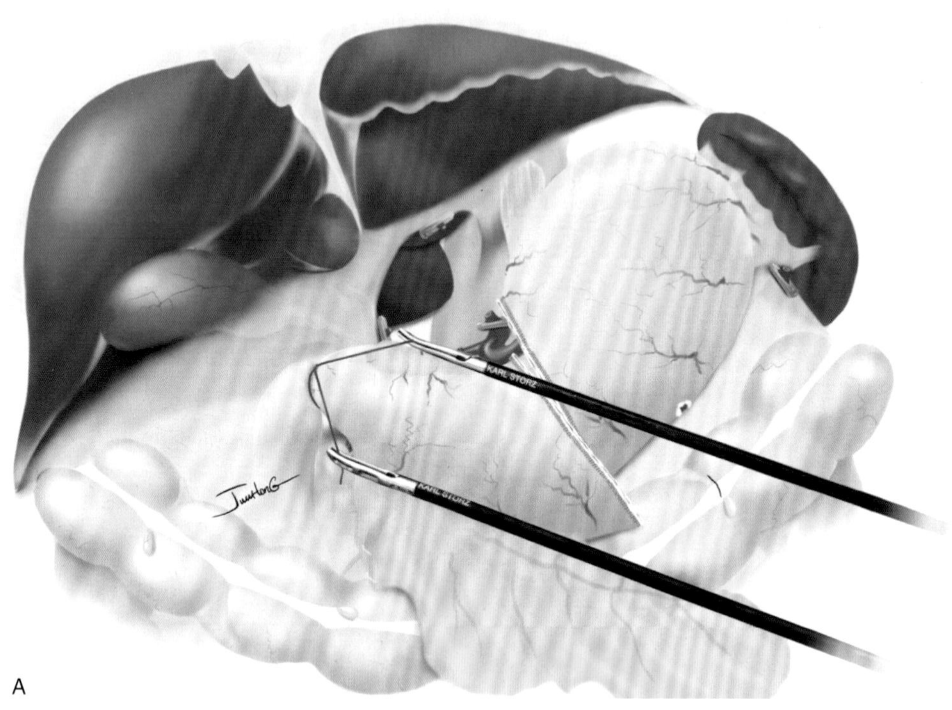

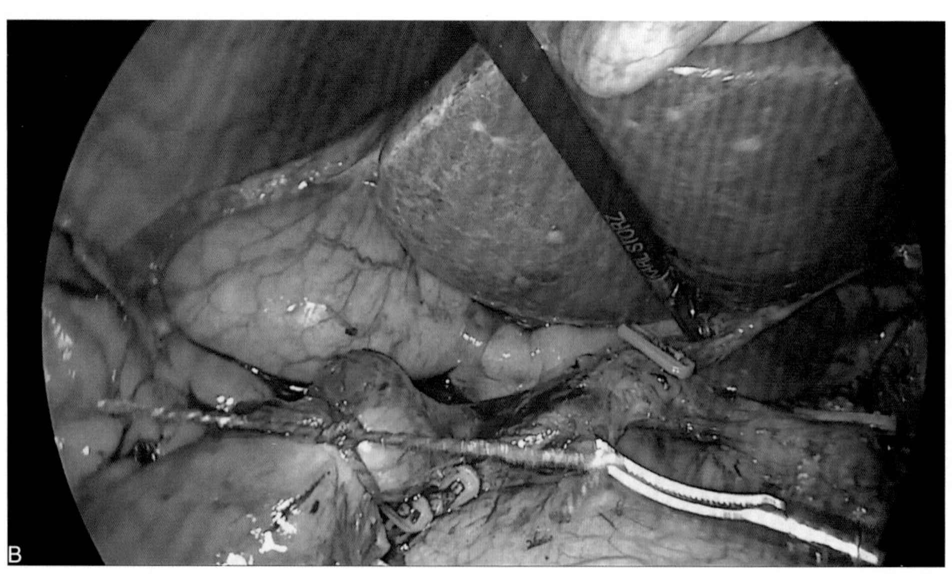

图 2-12　结扎十二指肠。A. 示意图。B. 实景图

（5）步骤 5（图 2-13）

于十二指肠球部头侧打孔。

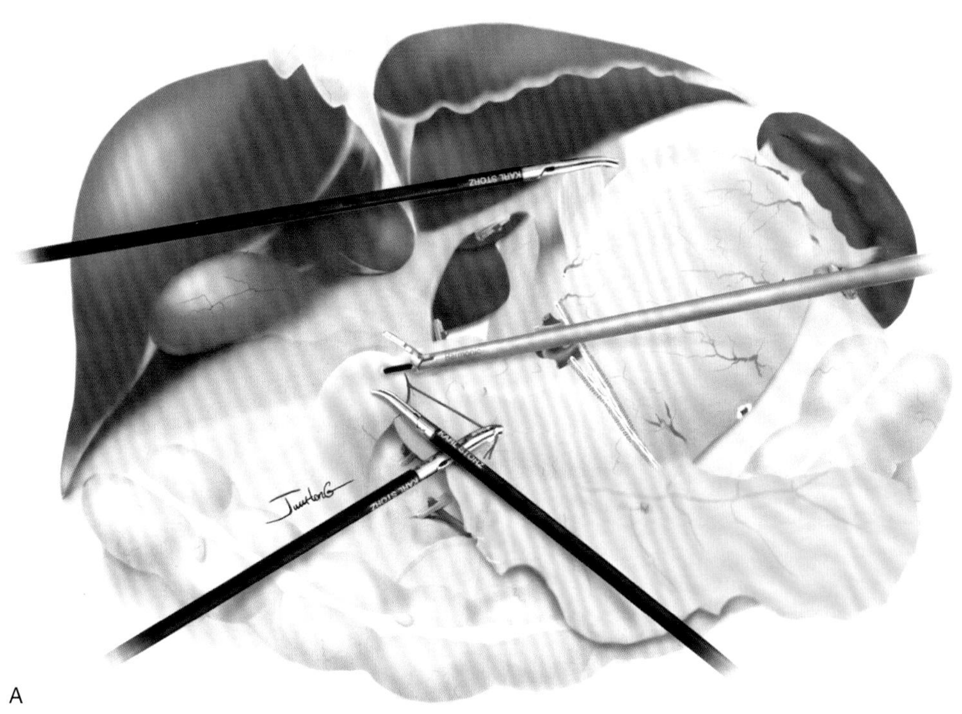

A

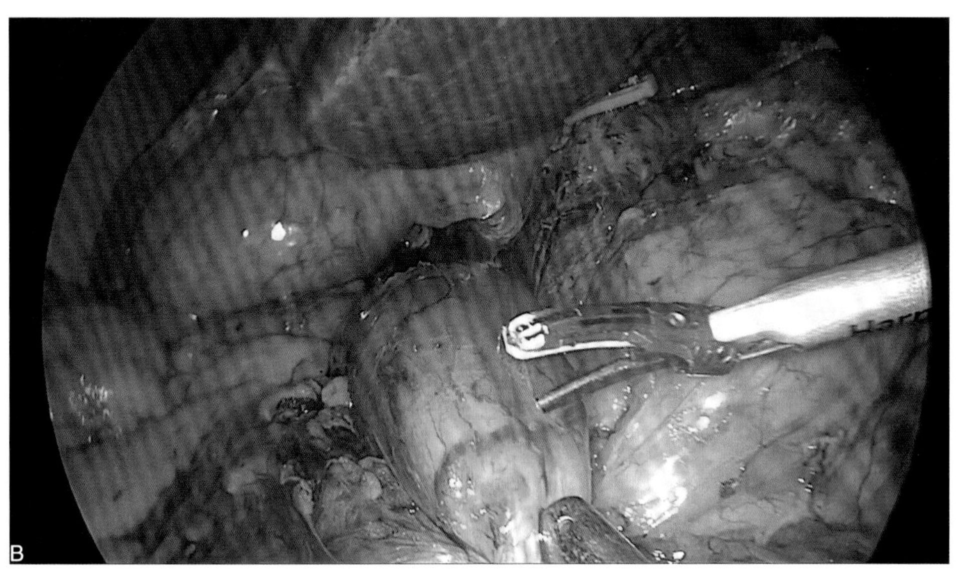

B

图 2-13　十二指肠打孔。A. 示意图。B. 实景图

（6）步骤 6（图 2-14）

残胃大弯侧与十二指肠头侧 V 形吻合（吻合长度 45 ~ 55 mm）。

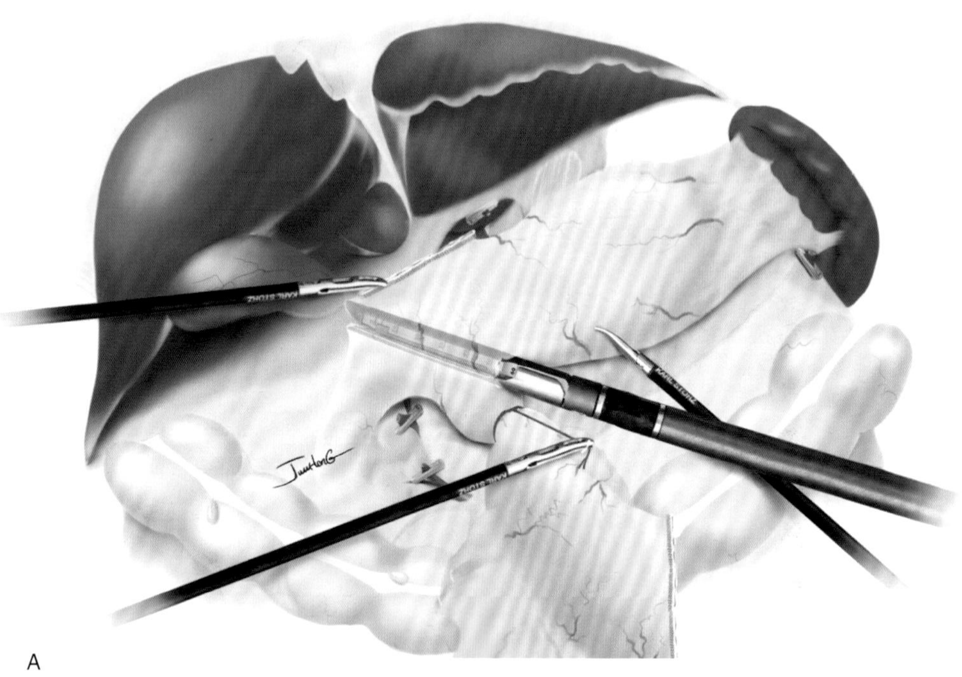

A

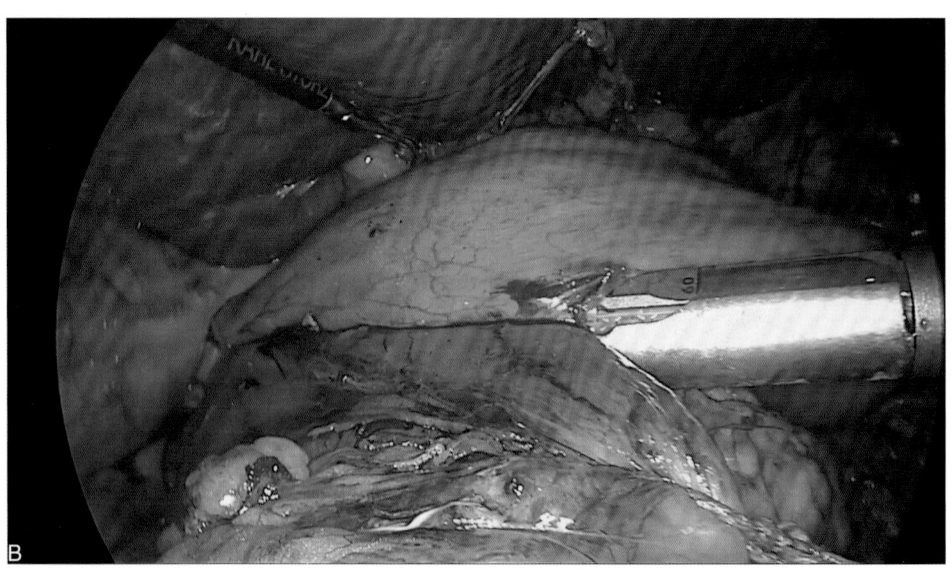

B

图 2-14　胃十二指肠 Overlap 侧 – 侧吻合。A. 示意图。B. 实景图

（7）步骤 7（图 2-15）

通过共同开口检查吻合口成形状况后再关闭共同开口。使用一枚钉仓将共同开口与十二指肠球部一并切除（此处需要注意吻合器的角度，避免切除过多的十二指肠）。

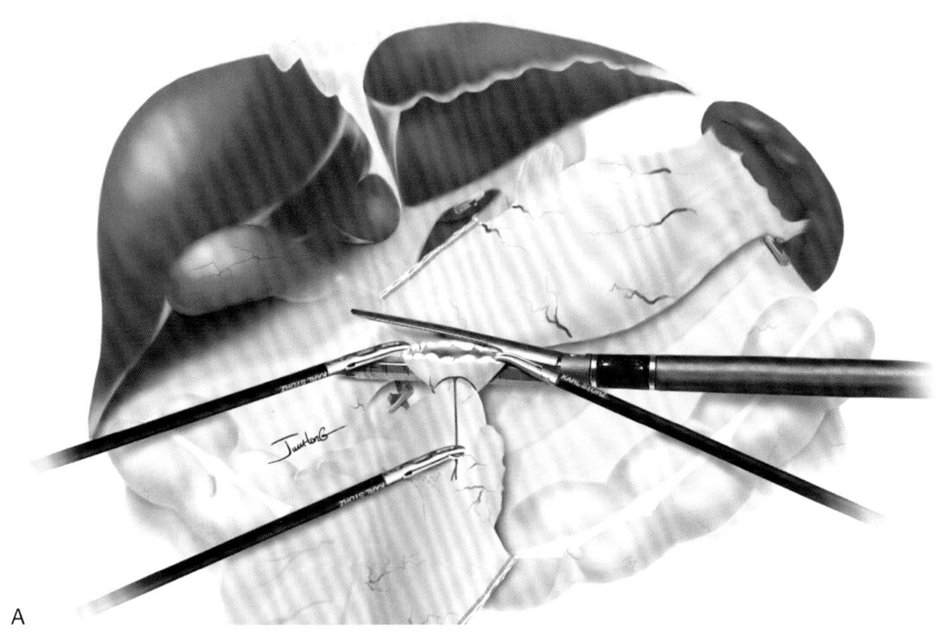

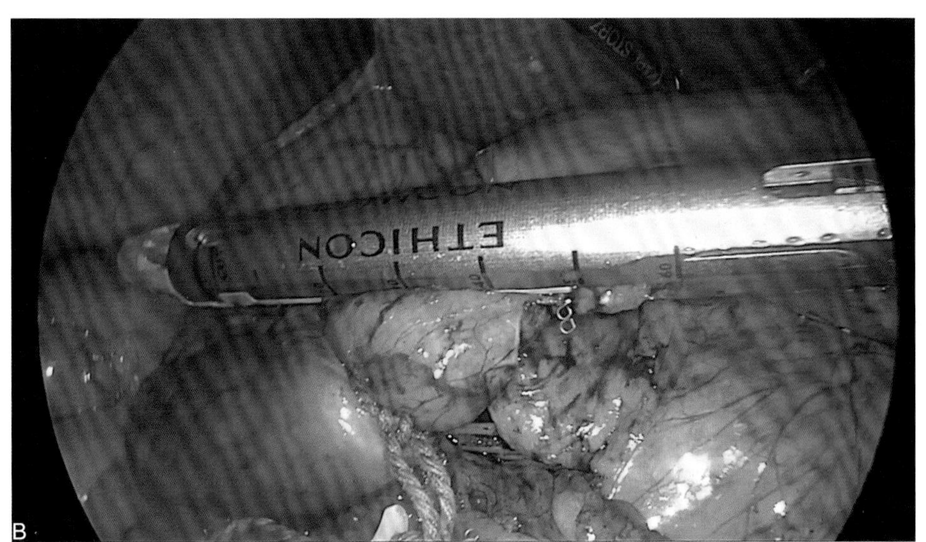

图 2-15　B-Ⅰ Overlap SPLT 关闭共同开口。A. 示意图。B. 实景图

（8）步骤 8（图 2-16）

完成后可于吻合口后方留置一根负压引流管。

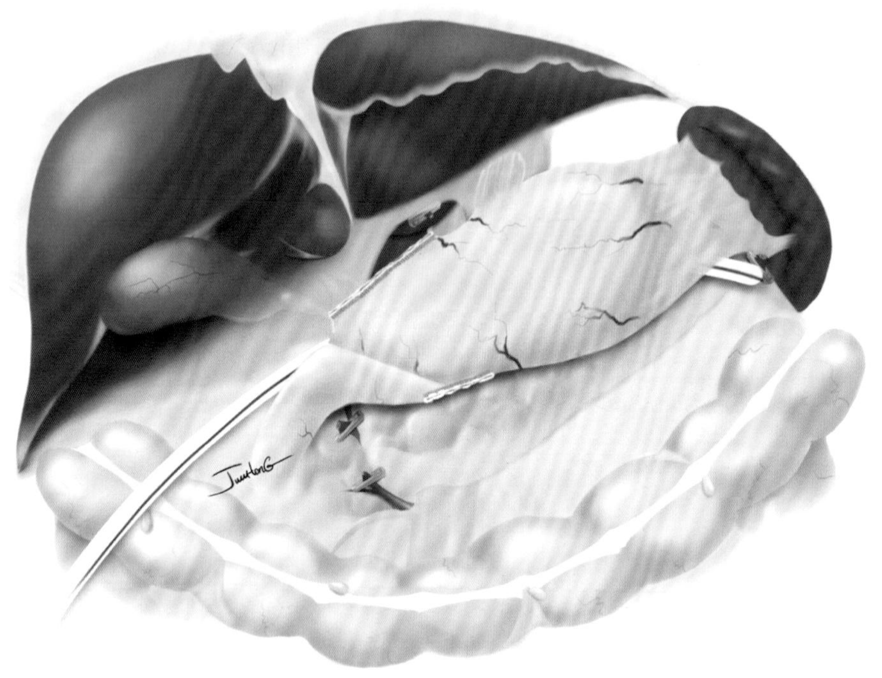

A

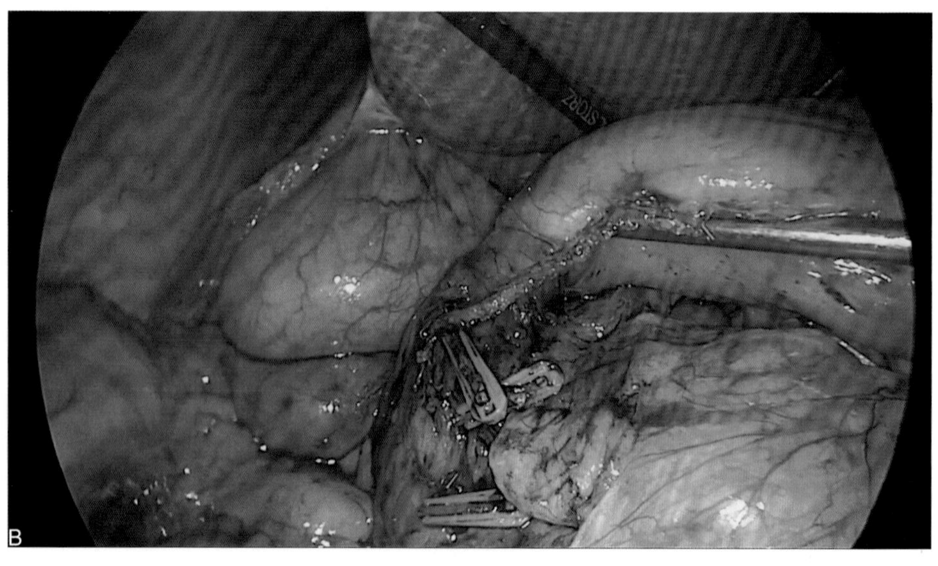

图 2-16　B-Ⅰ Overlap SPLT 引流管放置位置。A. 示意图。B. 实景图

3. 自牵引后离断胃肠非离断双通道吻合（self-pulling and latter transected double-tract uncut gastrojejunostomy，DT Uncut SPLT）（视频 5）

视频 5 DT Uncut SPLT

（1）步骤 1（图 2-17）

于中上 1/3 ~ 1/5 处切断近段胃体（行远端胃大部切除或次全切除）。

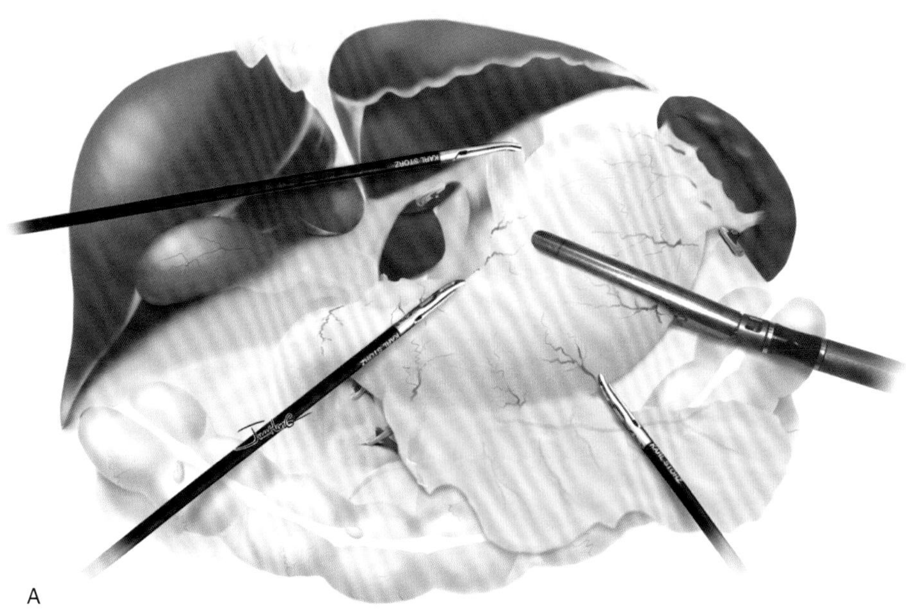

A

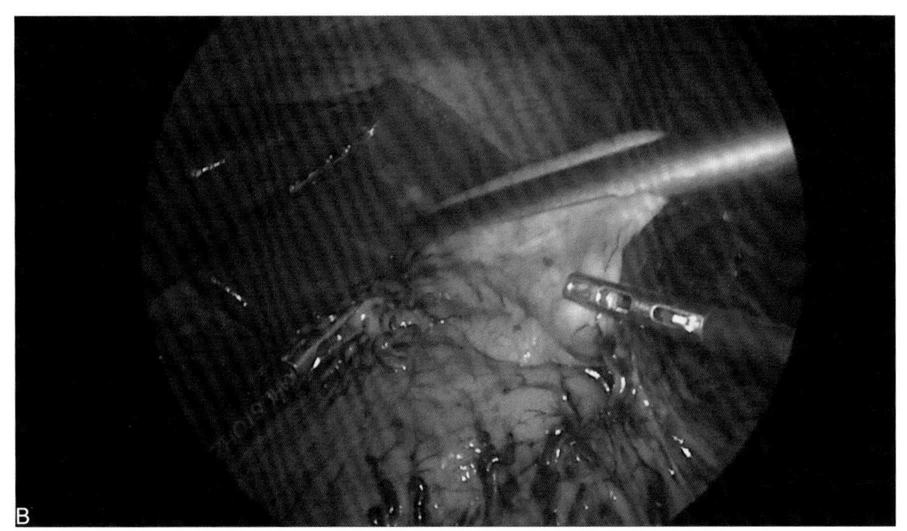

B

图 2-17 离断胃大弯侧。A. 示意图。B. 实景图

（2）步骤 2（图 2-18）

残胃大弯侧尖端打孔。

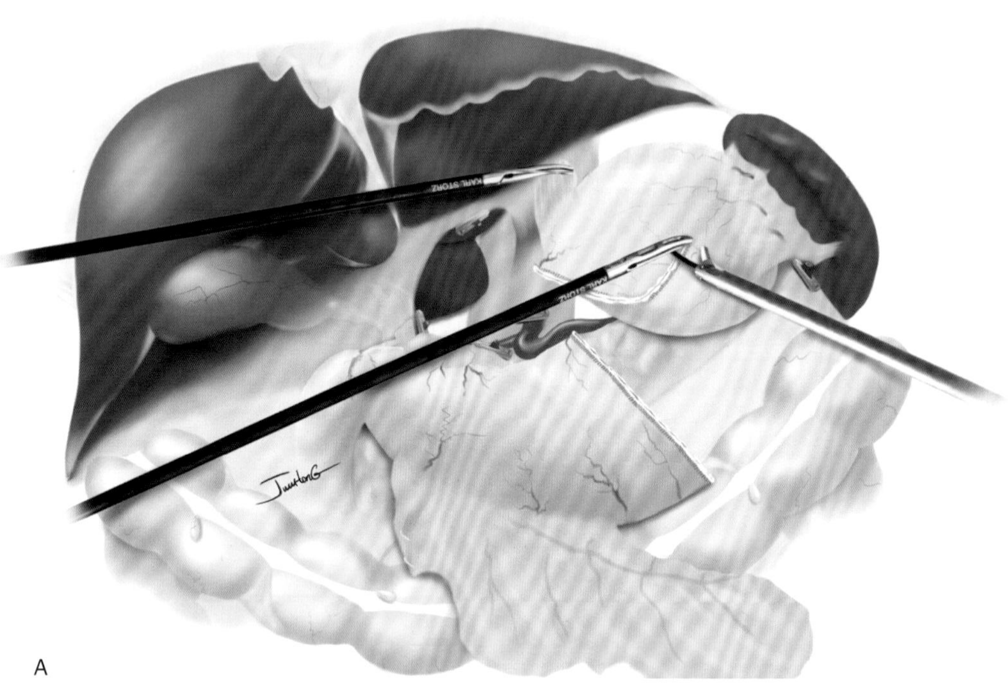

A

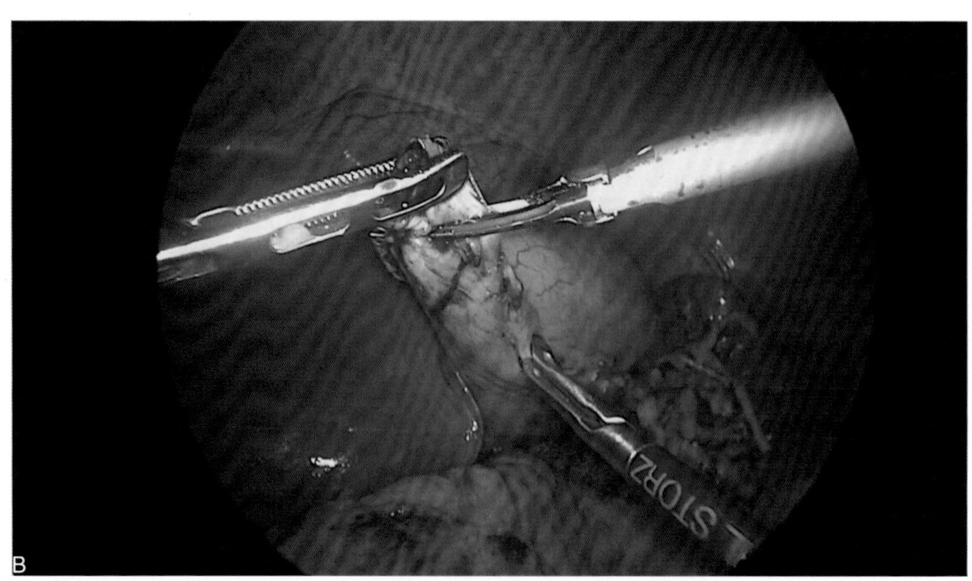

B

图 2-18　残胃打孔。A. 示意图。B. 实景图

（3）步骤3（图2-19）

结扎幽门远端后于十二指肠球部打孔（打孔位置可偏前壁）。

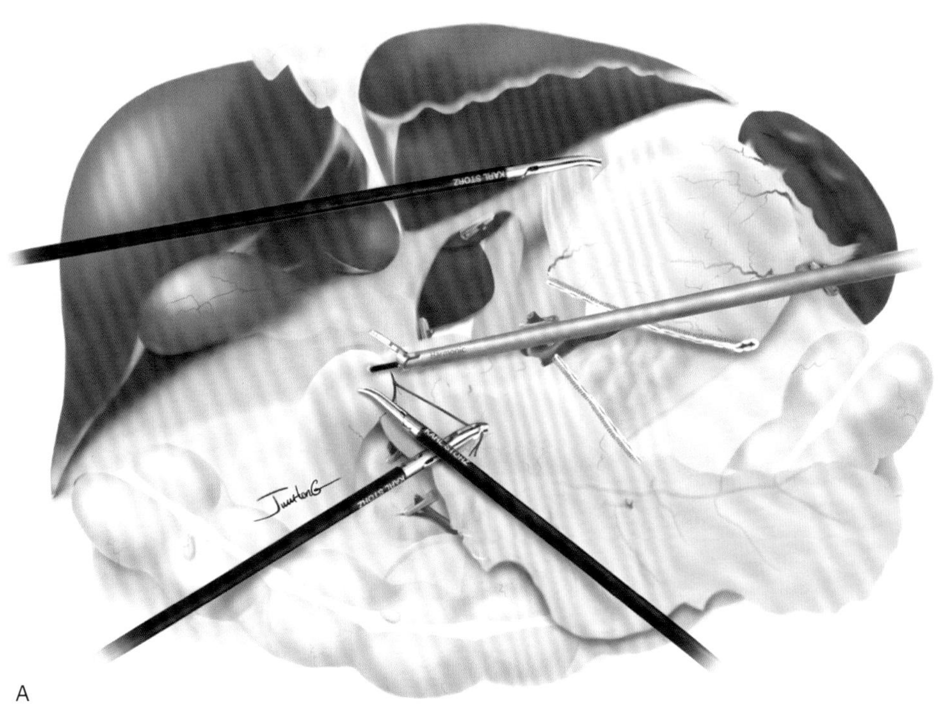

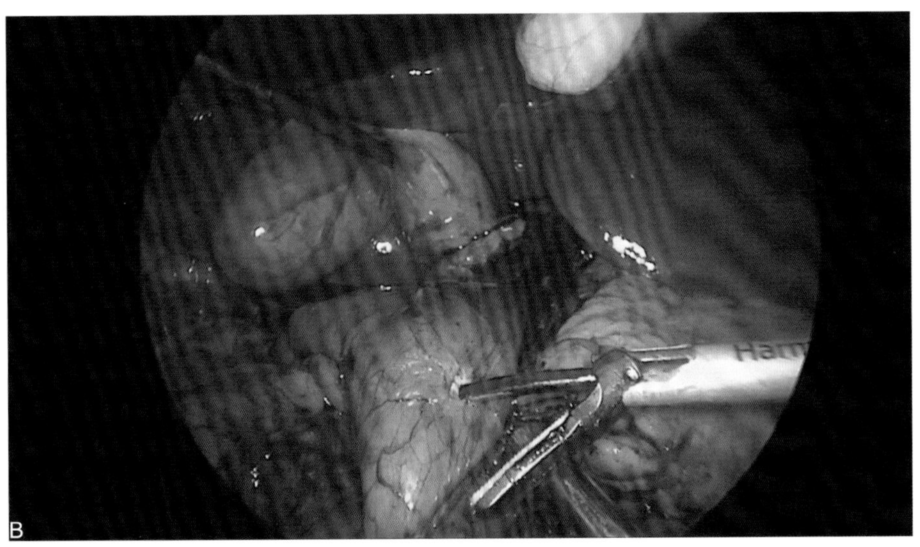

图2-19　十二指肠自牵引状态下打孔。A. 示意图。B. 实景图

（4）步骤 4（图 2-20）

于屈氏韧带远端约 25 cm 处空肠对系膜缘打孔。

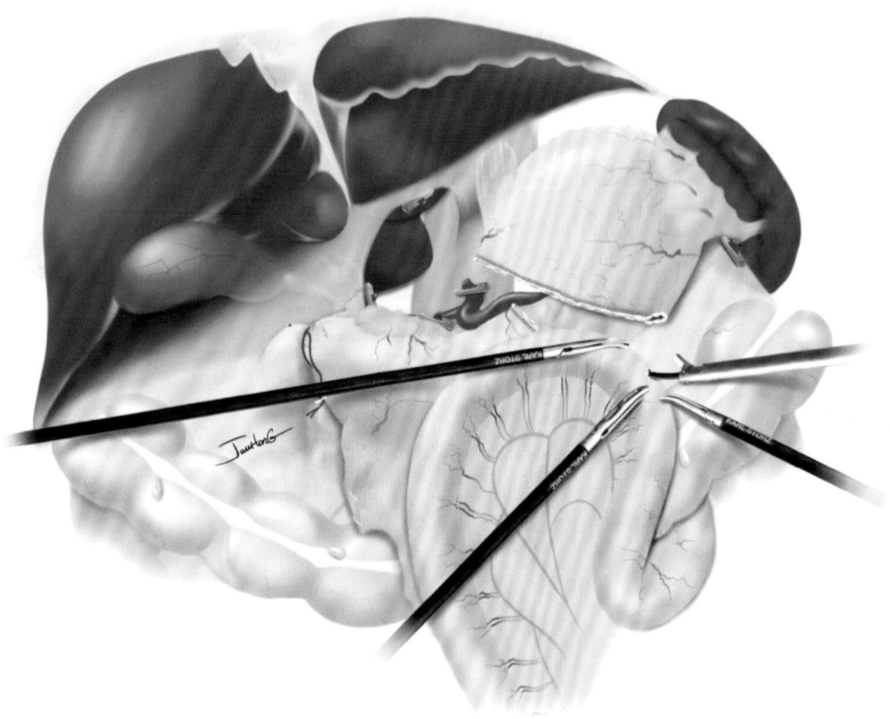

A

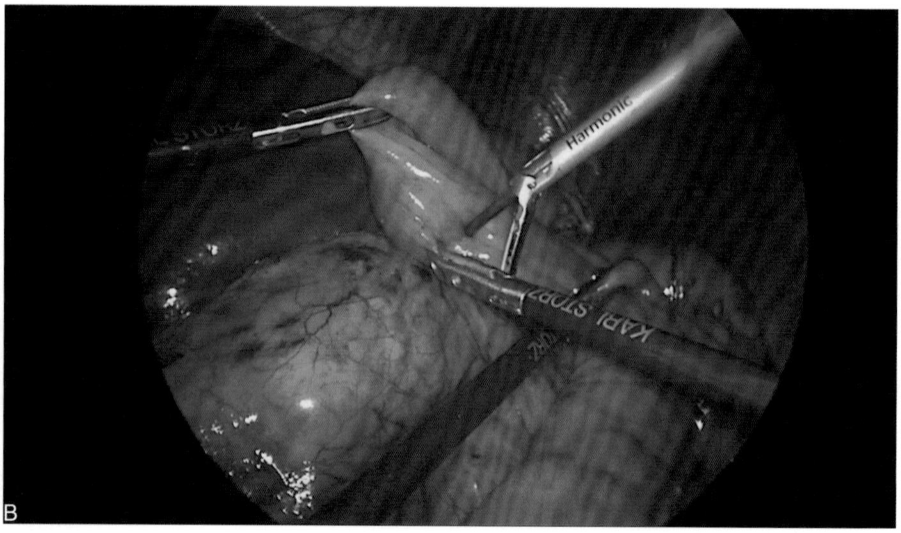

B

图 2-20 空肠打孔。A. 示意图。B. 实景图

(5) 步骤 5（图 2-21）

钉仓咬合面（粗头）自远端向近端插入空肠，并向残胃牵引。

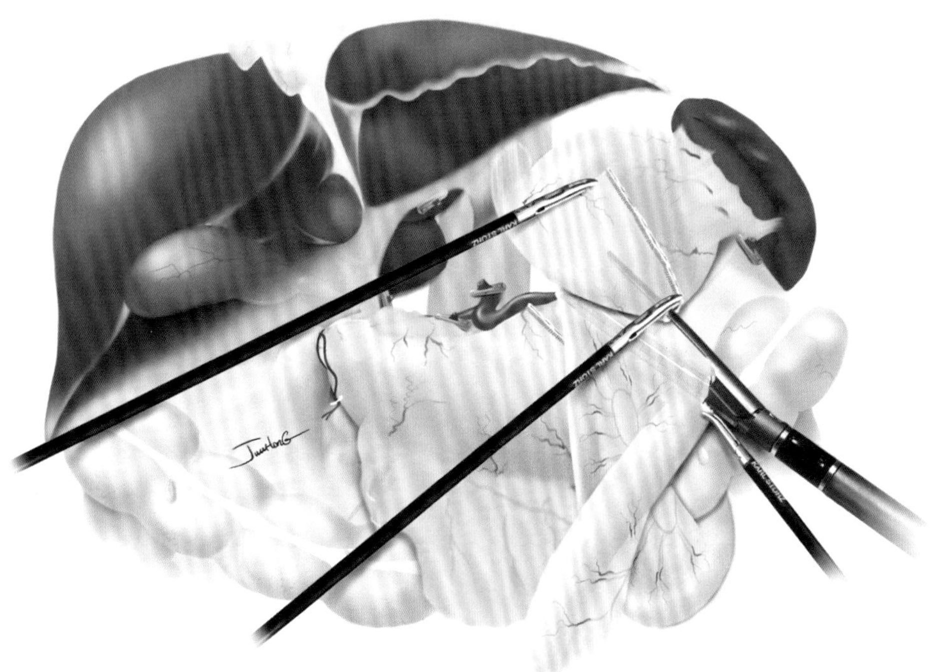

A

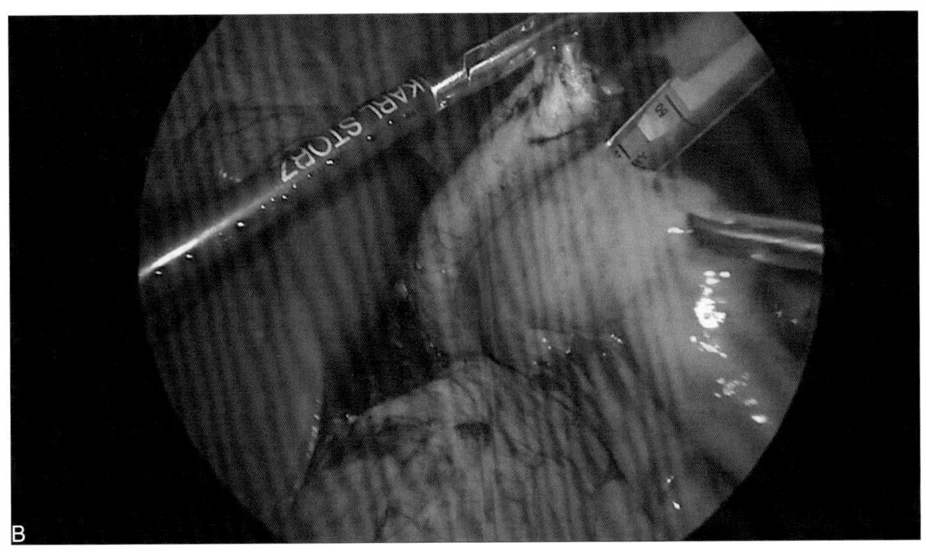

B

图 2-21　胃肠侧－侧吻合（吻合关闭前）。A. 示意图。B. 实景图

（6）步骤 6（图 2-22）

钉砧面（细头）插入胃腔后，行残胃后壁偏大弯 – 空肠对系膜缘侧 – 侧吻合（G-J）。

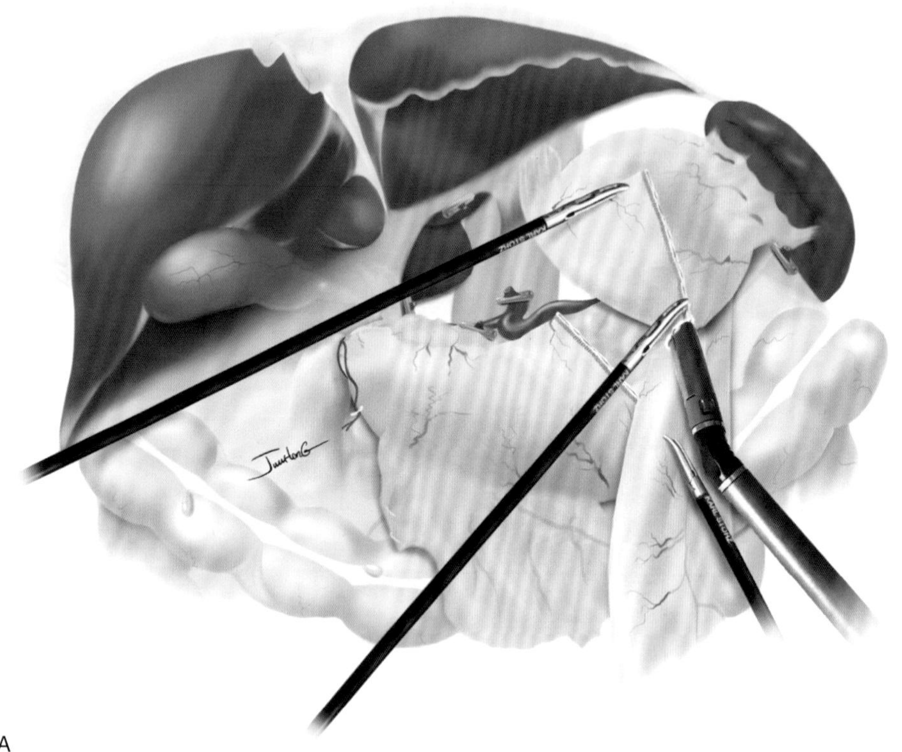

A

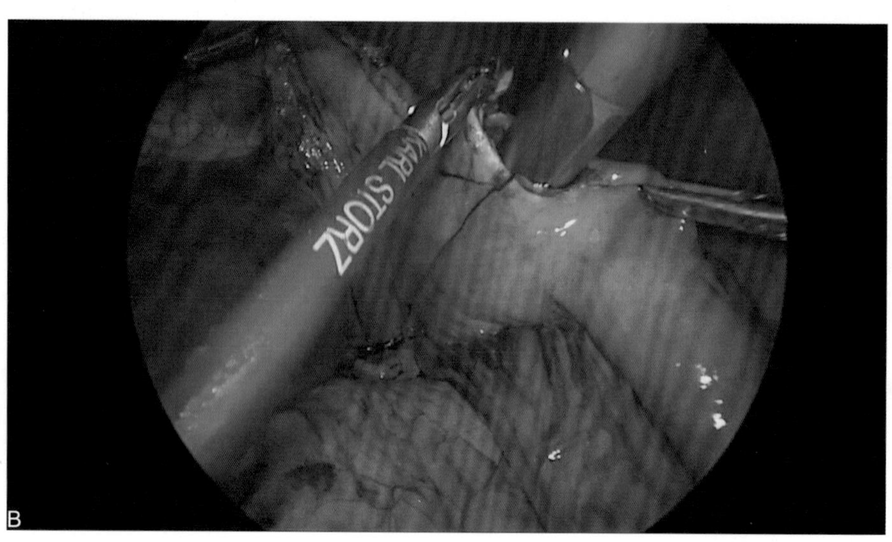

B

图 2–22　胃肠侧 – 侧吻合（吻合关闭合）。A. 示意图。B. 实景图

(7) 步骤 7(图 2-23)

检查后关闭 G-J 共同开口。

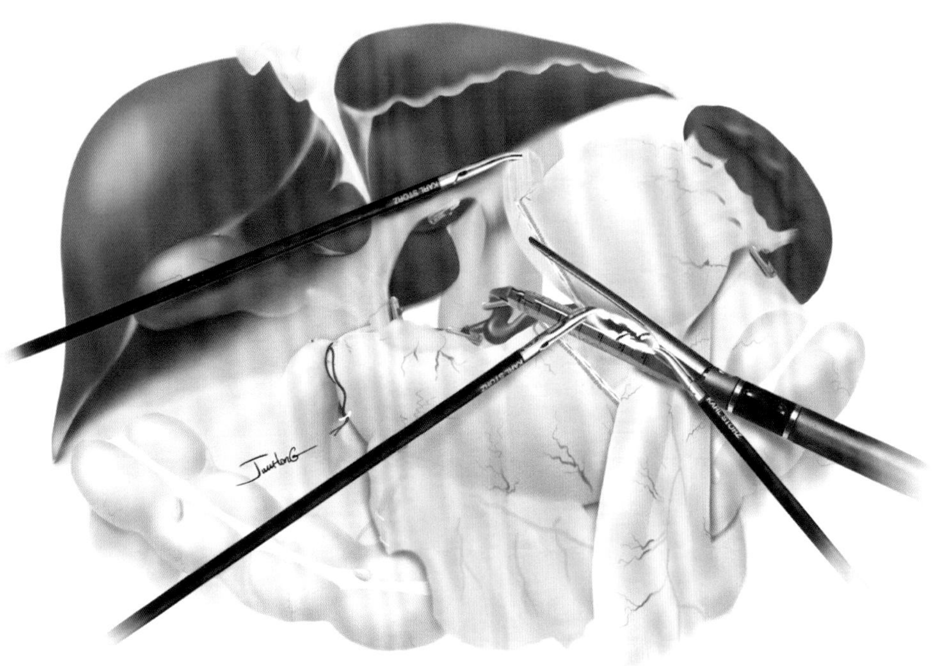

A

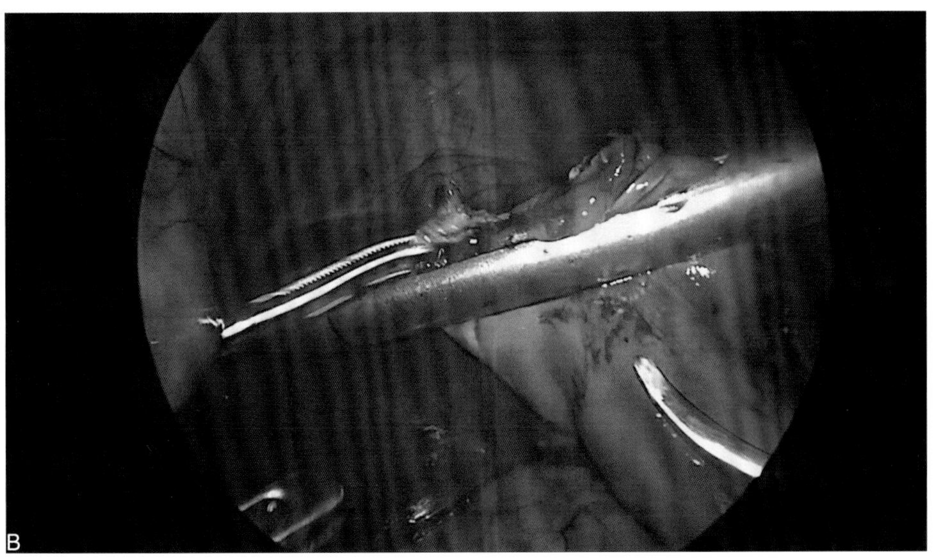

B

图 2-23 关闭胃肠吻合共同开口。A. 示意图。B. 实景图

(8) 步骤 8（图 2-24）

于 G-J 远端 15 cm 处输出袢对系膜缘与十二指肠头侧偏前壁行侧 – 侧吻合（D-J）。

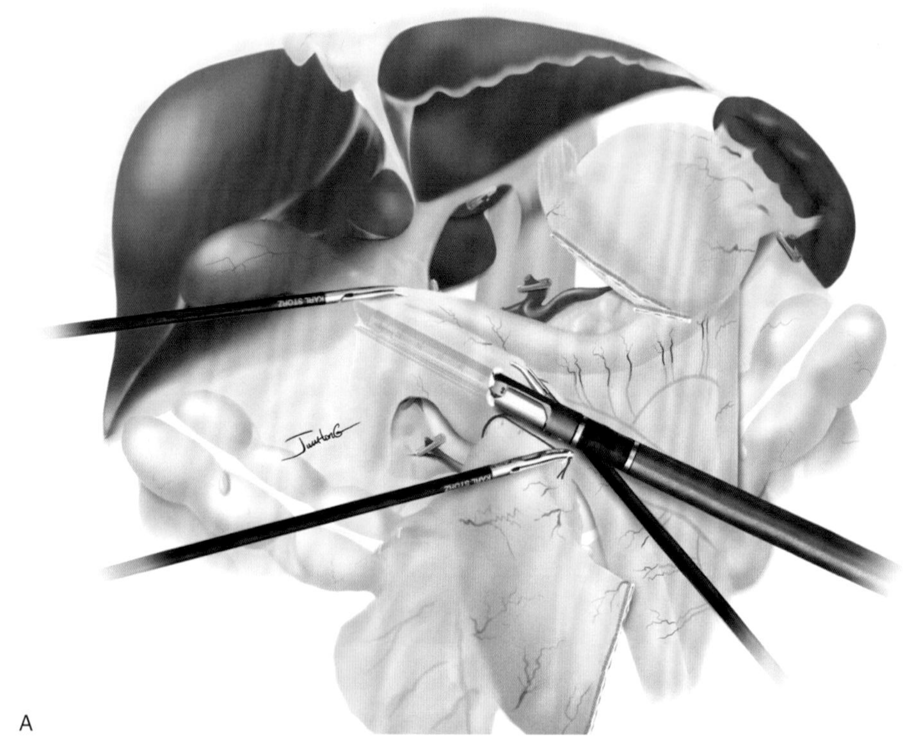

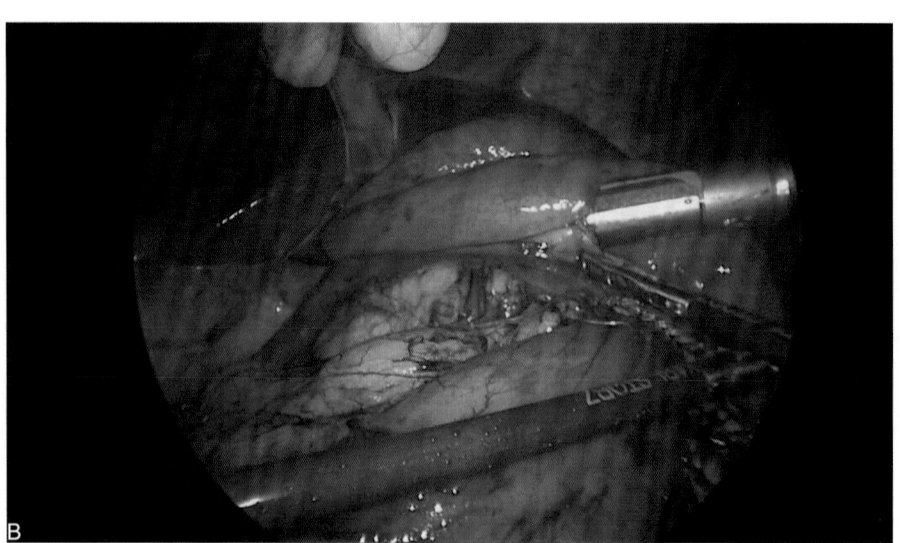

图 2–24　空肠与十二指肠侧 – 侧吻合。A. 示意图。B. 实景图

(9) 步骤 9 (图 2-25)

切除 D-J 共同开口的同时切断十二指肠去除标本。

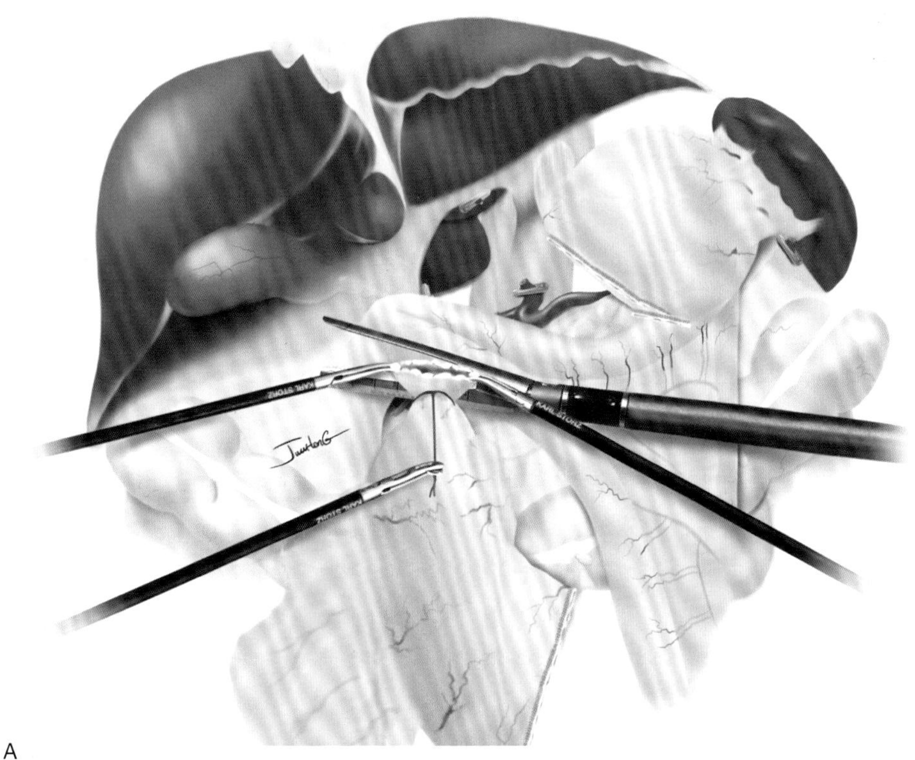

A

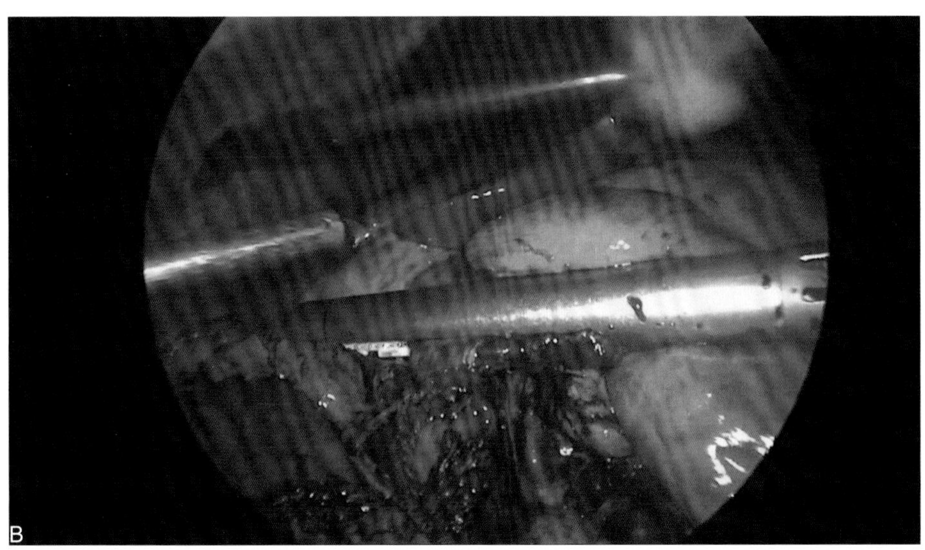

B

图 2-25　关闭 D-J 吻合共同开口。A. 示意图。B. 实景图

（10）步骤 10（图 2-26）

距 D-J 远端 25 cm 处空肠与 G-J 近端约 10 cm 处输入袢做侧 – 侧吻合（J-J）。

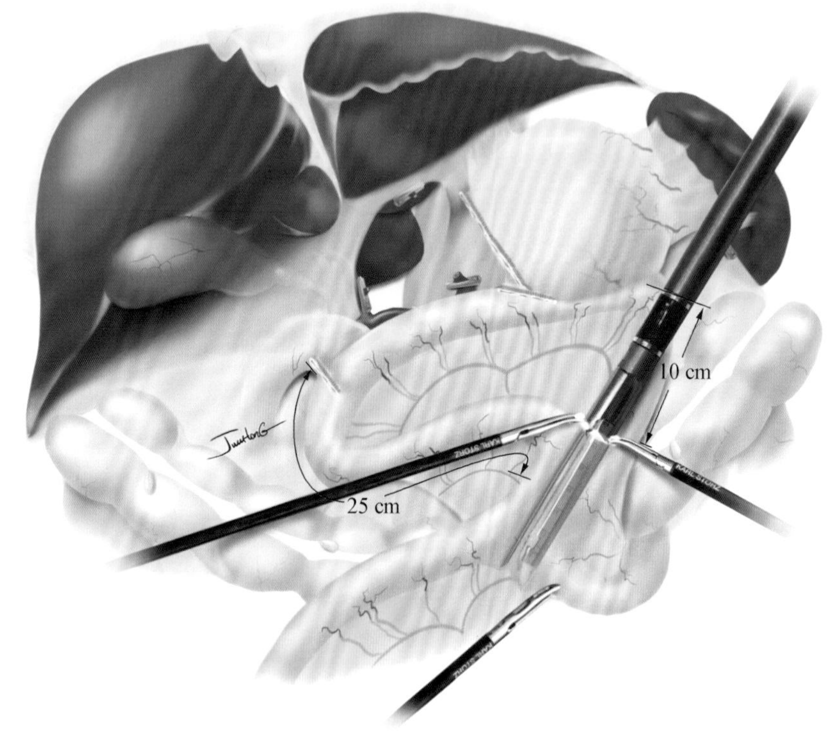

A

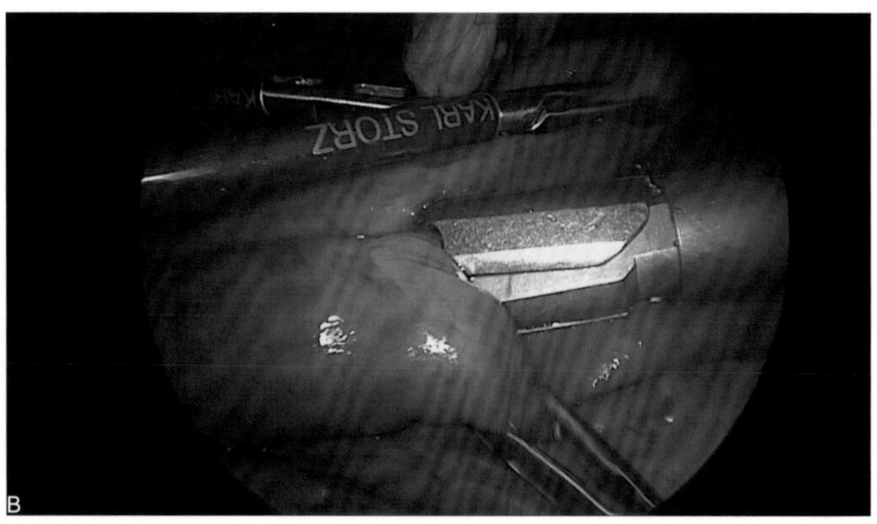

B

图 2-26　肠与肠侧 – 侧吻合。A. 示意图。B. 实景图

（11）步骤 11（图 2-27）

关闭 J-J 共同开口（需注意保证输出袢的通畅性）。

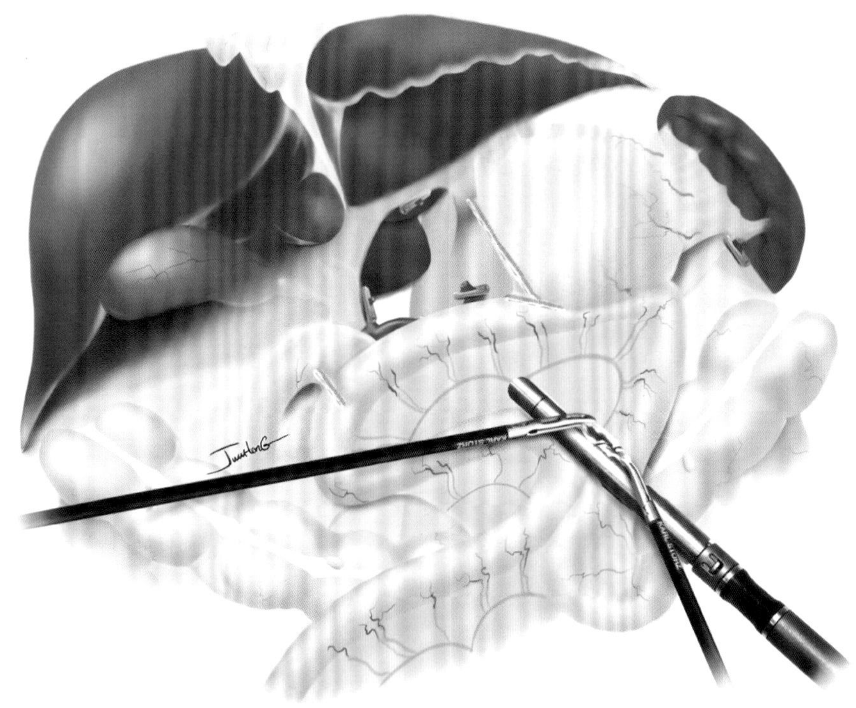

A

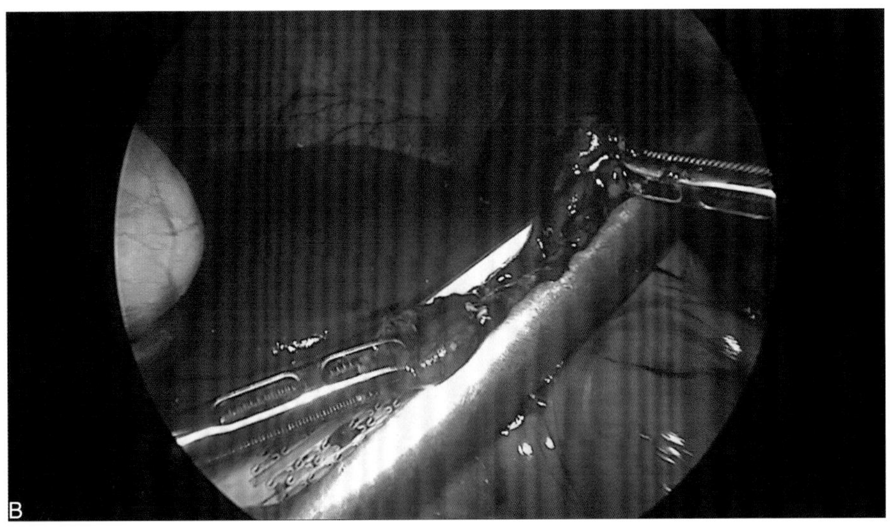

B

图 2-27　关闭 J-J 吻合共同开口。A. 示意图。B. 实景图

（12）步骤 12（图 2-28）

阻断 G-J 近段约 3 ～ 5 cm 处空肠。

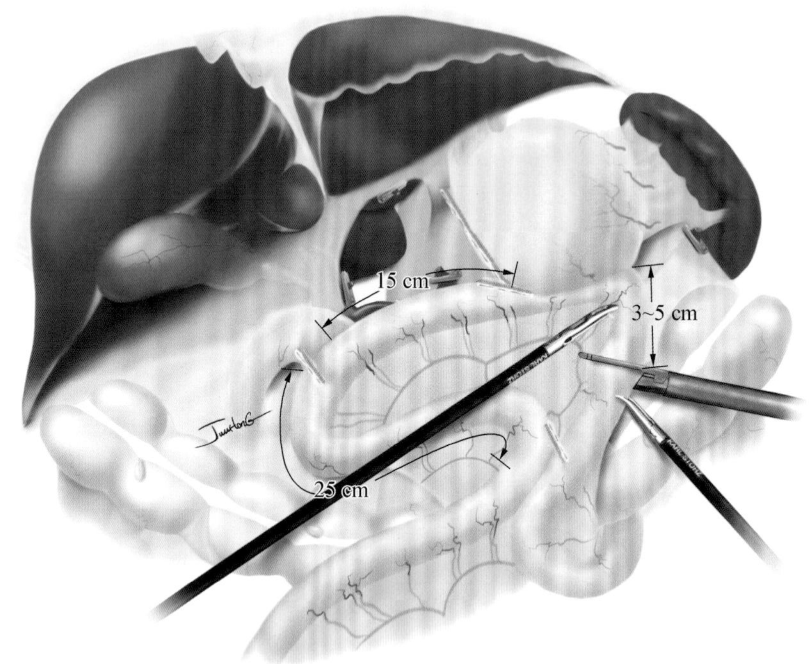

A

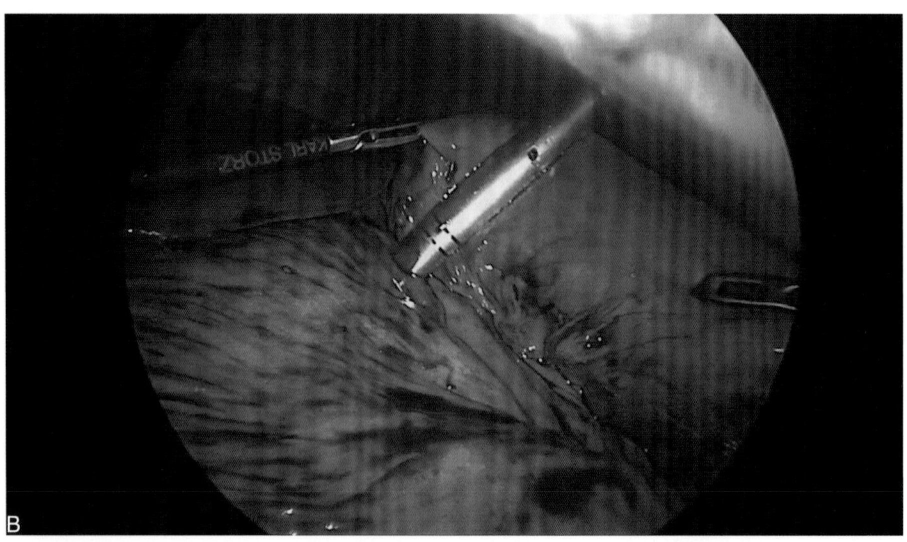

图 2-28　非离断阻断输入袢。A. 示意图。B. 实景图

（13）步骤 13（图 2-29）

吻合位置后方留置一根负压引流管。

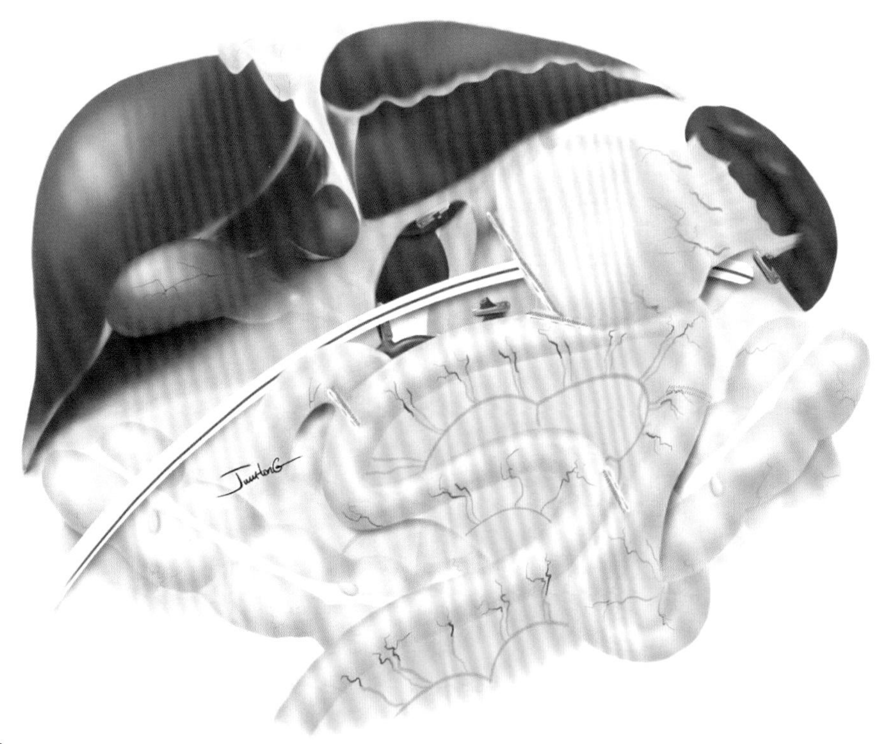

A

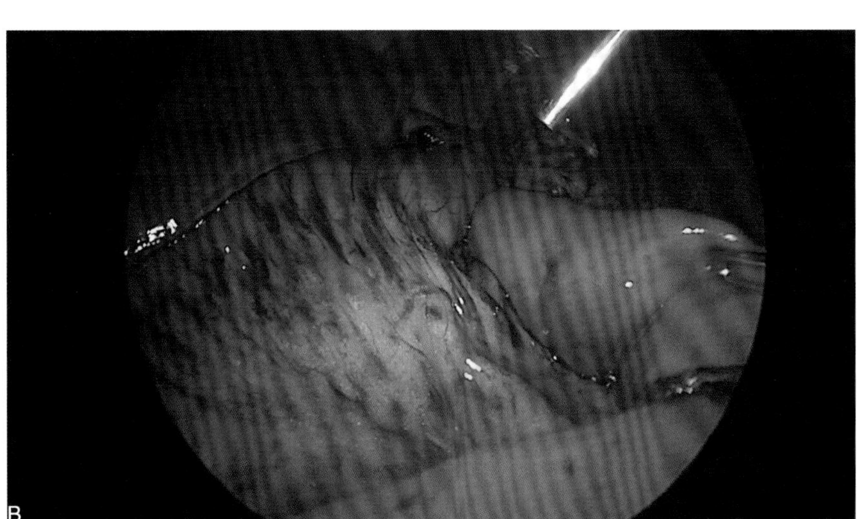

B

图 2-29　DT Uncut SPLT 引流管放置。A. 示意图。B. 实景图

第四节 小结

1. B-Ⅰ SPLT 的相关问题

（1）病灶定位：腔内 B-Ⅰ有一定的局限性，比如对保留残胃的体积的要求比较高，因此适合于远端胃的小病灶非弥漫浸润型的肿瘤，肿瘤既不能太靠近胃体，也不能太靠近幽门管。符合这一条件的多是 T3 以下的胃窦恶性肿瘤或癌前病变，往往这样的病灶比较难以术中定位。对于 SPLT 技术而言，因为在吻合完成后才能离断标本检查切缘，所以对于切缘的预判断的要求就更加苛刻。因此，对于靠近胃体的肿瘤需行术中内镜辅助判断，或于术前行内镜下病灶或切缘标记（一般于手术当天使用亚甲蓝或纳米碳标记肿瘤上下缘）。

（2）残胃的保留：大弯侧，在完成第 4sb 组清扫离断胃网膜左血管后即开始游离近端大弯侧胃壁，如果由于胃短血管牵扯产生吻合张力，可考虑离断 1 支胃短血管（常规不离断胃短血管）。残胃大弯侧裸化区域距最下支胃短血管 5 ~ 6 cm 左右为宜；在小弯侧，一般于胃壁第二支分支血管以下水平离断（贲门下 2 ~ 3 cm）。

（3）Overlap 或 DA 的选择：DA 是胃十二指肠侧后壁的功能性端 – 端吻合，而 Overlap 则是大弯侧和十二指肠头侧的侧 – 侧吻合。相对 DA 而言，Overlap 需要保留更多的胃大弯侧胃壁以供吻合，而对小弯侧的要求则会少一点。因此，一般 Overlap 适合于小弯侧的肿瘤，而偏大弯侧的肿瘤则选择 DA 更合适。

（4）B-Ⅰ Overlap SPLT 共同开口的切除：由于角度问题，有时通过主刀侧使用吻合器容易切除过多的十二指肠，造成吻合口径减小，此时可考虑将十二指肠向头侧翻起或自助手右手 Trocar 处使用吻合器进行该操作。

（5）B-Ⅰ SPLT 吻合过程中，不需要游离裸化一个较长的十二指肠残端，也不需要旋转十二指肠。十二指肠球部的打孔位置决定了吻合的位置，如需获得足够的远切缘，则可将打孔位置适当向远处调整；相应地，残胃需要多预留一点。

（6）在离断胃体前可以使用吻合器向十二指肠拖动残胃，测试张力，从而调整切线位置。如存在疑虑，须及时改变吻合方式。

2. DT Uncut SPLT 的相关问题

（1）DT Uncut SPLT 的输入袢的长度为 25 cm。在做 Braun 吻合时，输入袢打孔处须远离屈氏韧带（＞15 cm），过短的输入袢或过近的打孔位置容易造成 Braun 吻合过程中输入袢损伤。

（2）DT Uncut SPLT 的输入袢阻断位置以靠近 G-J 为宜（2 ~ 3 cm），避免盲端储袋形成。

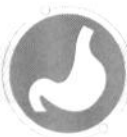

（3）在做 G-J 吻合的时候，我们习惯于自输出袢向输入袢的方向插入吻合器（顺蠕动），这样有助于将输出袢置于吻合的最低点，以利于食物的排空。但是这种方式造成共同开口位于输出袢上，因此提高了对关闭共同开口的技术要求。

3. 吻合过程中的细节与注意事项

（1）如留置胃管，吻合前必须拔除或退至食管。

（2）合理使用吻合器，如激发前足够的组织压榨时间（＞15 秒）；选择合适的钉仓高度（食管及胃使用 ECR60 蓝钉 /EGIA60 紫钉，十二指肠及小肠使用 ECR60 白钉 /EGIA60 棕钉，结合实际情况做相应调整）；避免过度牵扯组织。

（3）吻合时首先将钉仓吻合面（粗头）插入需要拖动的组织，然后再将另一端（细头）插入对应器官。这样既可以避免拖动过程中戳穿组织，也可以降低对应器官插入的难度。

（4）常规通过共同开口检查吻合口成形及出血情况，如有出血可考虑经共同开口缝合止血，或使用可吸收夹钳夹。同时，在关闭共同开口时，需注意避免吻合器夹住可吸收夹的可能。

（5）我们团队不常规加固吻合口，吻合线出血可选择电凝或血管夹夹闭的方式，如对吻合过程存在疑虑，或存在组织水肿等不利因素，可考虑全层连续缝合加固。

（6）吻合口不强求必须形成规整的三角形吻合（往往很难做到），在关闭共同开口的时候错开前后吻合线就可以形成一个类似三角形的吻合，从而增加吻合的口径。

参考文献

[1] Goh P, Tekant Y, Isaac J, et al. The technique of laparoscopic Billroth II gastrectomy [J]. Surg Laparosc Endosc. 1992;2(3):258-260.

[2] Kitano S, Iso Y, Moriyama M, et al. Laparoscopy-assisted Billroth I gastrectomy [J]. Surg Laparosc Endosc. 1994;4(2):146-148.

[3] 李子禹，陕飞，季加孚．中国全腹腔镜胃癌根治术现状调查与展望 [J]．中国实用外科杂志．2017(10):1069-1072.

[4] Kanaya S, Gomi T, Momoi H,et al. Delta-shaped anastomosis in totally laparoscopic Billroth I gastrectomy: new technique of intraabdominal gastroduodenostomy [J]. J Am Coll Surg. 2002;195(2):284-287.

[5] Jang CE, Lee SL. Modified intracorporeal gastroduodenostomy in totally laparoscopic distal gastrectomy for gastric cancer: early experience [J]. Ann Surg Treat Res. 2015;89(6):306-312.

[6] 李国新，陈韬．对非离断式 Roux-en-Y 吻合的几点思考 [J]．中华胃肠外科杂志 .2016(19): 176-178.

[7] Park JY, Kim YJ. Uncut Roux-en-Y reconstruction after laparoscopic distal gastrectomy can be a favorable method in terms of gastritis, bile reflux, and gastric residue [J]. J Gastric Cancer.

2014;14(4):229-237.

[8] Huang CM, Lin M, Lin JX, et al. Comparision of modified and conventional delta-shaped gastroduodenostomy in totally laparoscopic surgery. World J Gastroenterol [J] . 2014;20(30):10478-10485.

[9] Hong J, Wang YP, Wang J, et al. A novel method of self-pulling and latter transected delta-shaped Billroth-I anastomosis in totally laparoscopic distal gastrectomy [J] . Surgical Endoscopy. 2017;31(11):4831-4831.

第三章　全胃切除后重建

第一节　现状与“华山”特色

Roux-en-Y（R-Y）吻合是全胃切除后的主流消化道重建方式，其包括食管空肠吻合（esophagojejunostomy，E-J）及空肠－空肠吻合（jejunojejunostomy，J-J）。腔内 E-J 操作空间小、技术要求高且吻合风险大，是腔内 R-Y 的难点与重点。也正是由于 E-J 这一技术瓶颈的存在，使得全腹腔镜全胃切除术（TLTG）并没有如全腹腔镜远端胃切除术（TLDG）那样被广泛开展。

腔内 E-J 分为手工缝合及器械吻合两大类。前者虽然节省费用，但是耗时长，适应证窄（吻合位置低），对术者技术依赖性较高，不利于推广普及。而器械吻合又可分为管状吻合器吻合（管状吻合 / 圆形吻合）及线形吻合器吻合（线形吻合）。传统的管状吻合需要在腔镜下完成荷包缝合和钉砧置入，当遇到较狭窄的食道时这一步具有较高的技术难度，并且有造成食道损伤、术后吻合口狭窄的风险。针对这一问题，不论是外科医生还是器械工程师都做过许多有意义的探索，如 OrVil™、反穿刺等方法从某种程度上可以降低钉砧置入的难度[1, 2]，但我们认为真正限制管状吻合器在腔内吻合应用的症结在于其本身先天的局限性，作为开放手术设计的吻合器在“跨界”使用的时候必然会遇到一些额外的麻烦，如需要辅助切口、枪身遮挡视野及无法转向致操作不便等，这些都可能危及吻合的安全性。

现如今，线形吻合是主流的方法。相较于管形吻合而言，线形吻合的优势在于：为腔内吻合设计的直线切割吻合器，可直接通过 Trocar 进出腹腔，不需要辅助切口；枪身纤细，不遮挡视野，便于实时观察吻合口状态；操作简便，可单手甚至使用非惯用手完成；不受食管口径限制，吻合口径大，术后吻合口狭窄率发生率较管形吻合低[3-5]。其中，最有代表性的线形吻合是功能性端－端吻合（FETE）及Overlap吻合。传统的线形吻合仍存在一些不足[6]：①就共同开口关闭而言，Overlap技术难度高，容易导致输出端空肠狭窄，因此多需手工缝合，FETE虽可以使用吻合器，但吻合位置比Overlap低；②两种方式食管离断后都会回缩入后纵隔，导致余下操作困难，对手术者技术要求高，不适合需高位食管离断的病例（如食管胃结合部肿瘤）；③如果使用全器械完成传统R-Y吻合，一般至少需要7枚钉仓，对患者而言是一笔较大的经济负担。

我们团队自2013年9月起对各种腔内E-J方法进行尝试和改良，总结发现通过“自牵引”可以将吻合过程拖曳至游离腹腔完成以降低手术难度，而通过“后离断”可以减少钉仓使用数量从而节省费用，同时也能简化关闭共同开口操作。将这两种方法融合形成的“自牵引后离断的改良FETE吻合”能集上述各优势于一体，且无需手工缝合。2014年6月，我们完成了第一例SPLT食管空肠R-Y吻合（self-pulling and latter transected Roux-en-Y esophagojejunostomy）。经过之后的实践，其安全性及可行性得到了进一步验证[7,8]。韩国团队也发表了类似的“π吻合”[9]，相较而言，SPLT更强调“自牵引”在清扫以及高位吻合过程中的价值。我们认为，通过“自牵引”可以游离10 cm左右的下段食道，可以较方便地完成下纵隔的清扫，从而距齿线3 cm以上完成吻合，获得充分的上切缘。我们实践下来，SPLT能适用于绝大多数Siewert Ⅱ型的食管胃结合部肿瘤。

2017年起，我们开展了一项FETE SPLT与Overlap SPLT的前瞻性的随机对照研究，希望通过这一工作进一步了解腔内顺蠕动及逆蠕动E-J术后生存质量的差异，从而寻求最合理的全胃切除后腔内吻合方式。

第二节　适应证及禁忌证

1. 适应证

（1）胃体或胃底进展期胃癌。

（2）Siewert Ⅱ、Ⅲ型食管胃结合部腺癌。

（3）不适合行近端胃切除的近端胃或食管胃结合部早癌。

（4）不适合行远端胃切除或胃中段切除的胃体早癌。

（5）弥漫浸润型胃窦癌。

2. 禁忌证

（1）必须通过术中病理确认阴性切缘的病例。

（2）同传统食管空肠R-Y吻合。

第三节　自牵引后离断食管空肠 R-Y 吻合

1. 自牵引后离断食管空肠逆蠕动 R–Y 吻合（self-pulling and latter transected functional end-to-end Roux-en-Y anastomosis, FETE SPLT）（视频 6）

视频 6　FETE SPLT

（1）步骤 1（图 3-1）

于幽门下 2 ～ 3 cm 处离断十二指肠。

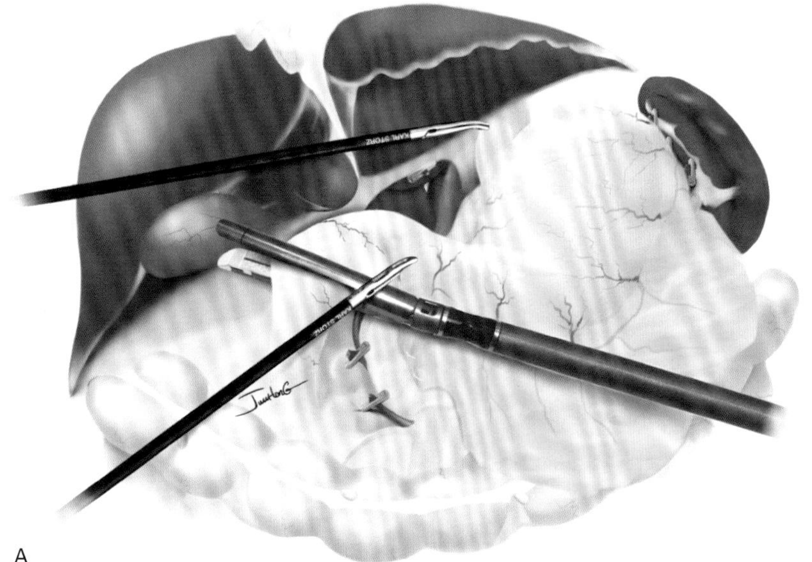

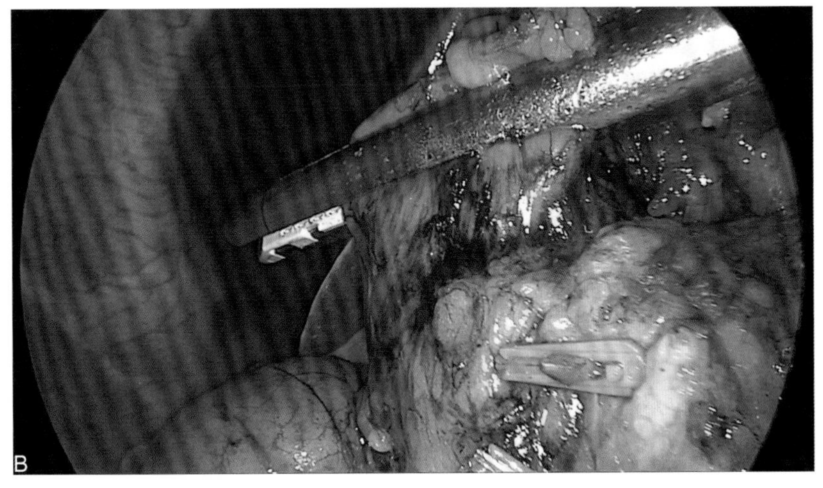

图 3–1　离断十二指肠。A. 示意图。B. 实景图

（2）步骤 2（图 3-2）

初步游离食管下段后结扎食管。完成食管结扎后通过牵引进一步游离食管周围后纵隔空间，尤其是右后方空间。对于进展期食管胃结合部癌，酌情完成食管周围或下纵隔的淋巴结清扫。

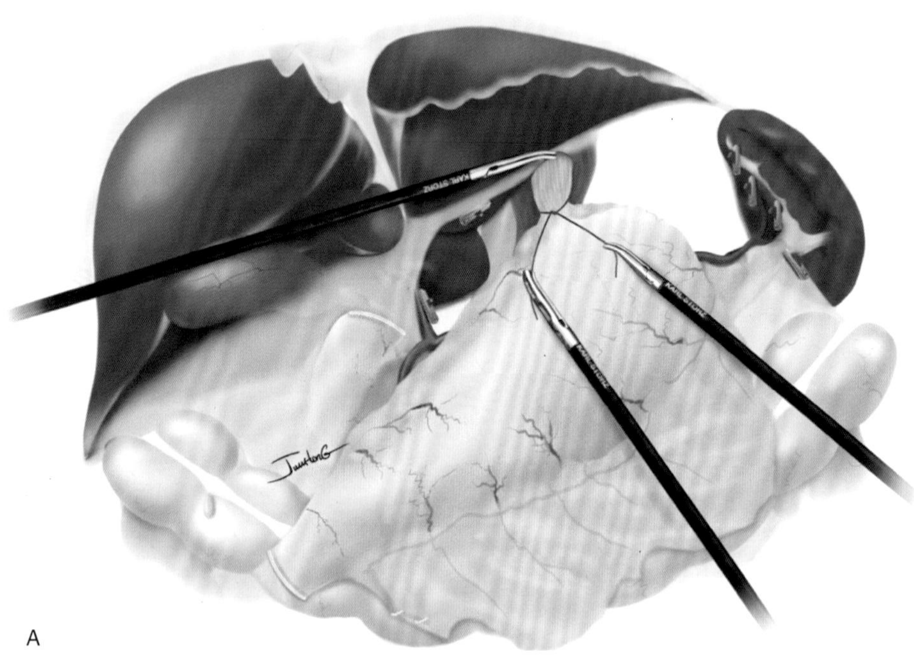

A

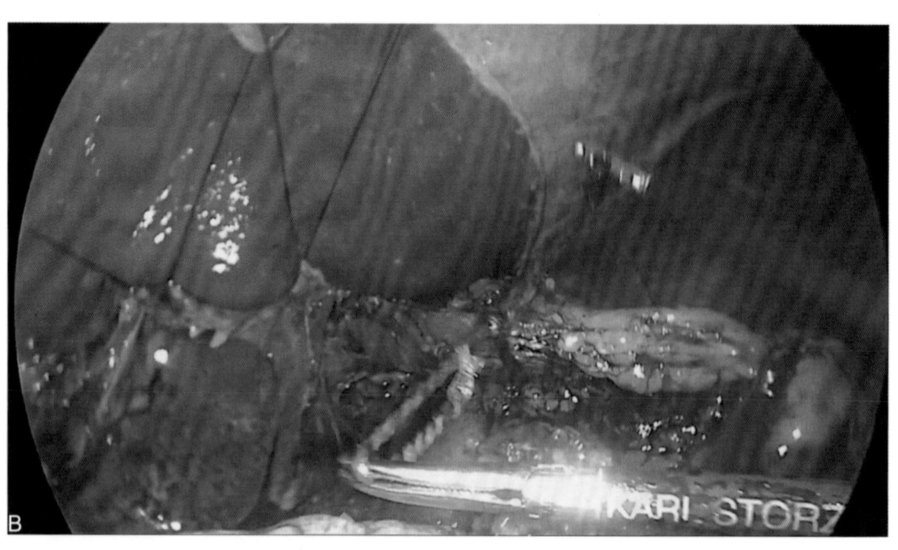

B

图 3–2 结扎食管下端。A. 示意图。B. 实景图

（3）步骤3（图3-3）

助手于食管右后侧壁打孔，打孔位置：胃体肿瘤位于结扎线近端约1 ~ 2 cm处；食管胃结合部肿瘤Borrmann Ⅰ、Ⅱ型位于结扎线近端2 ~ 3 cm处，Borrmann Ⅲ、Ⅳ型须3 ~ 5 cm。

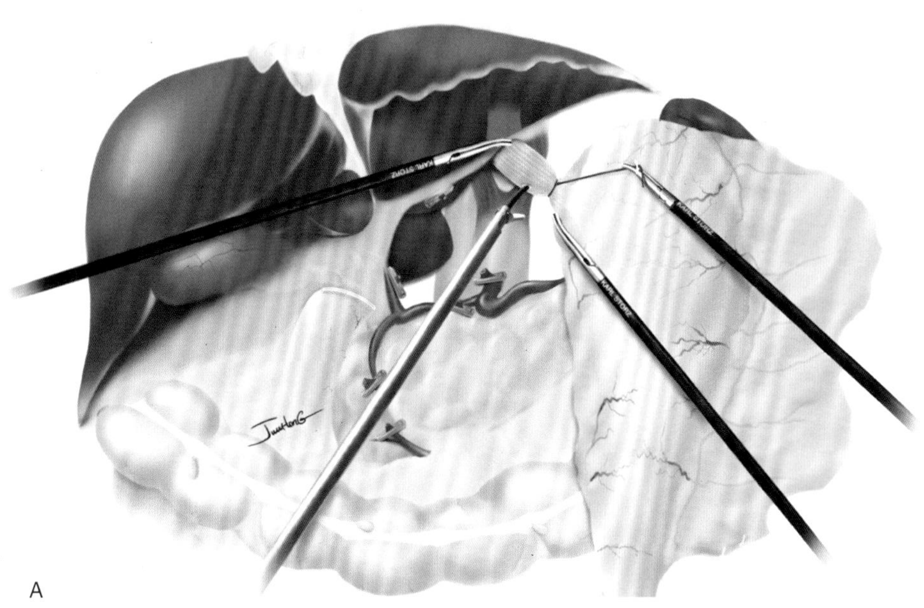

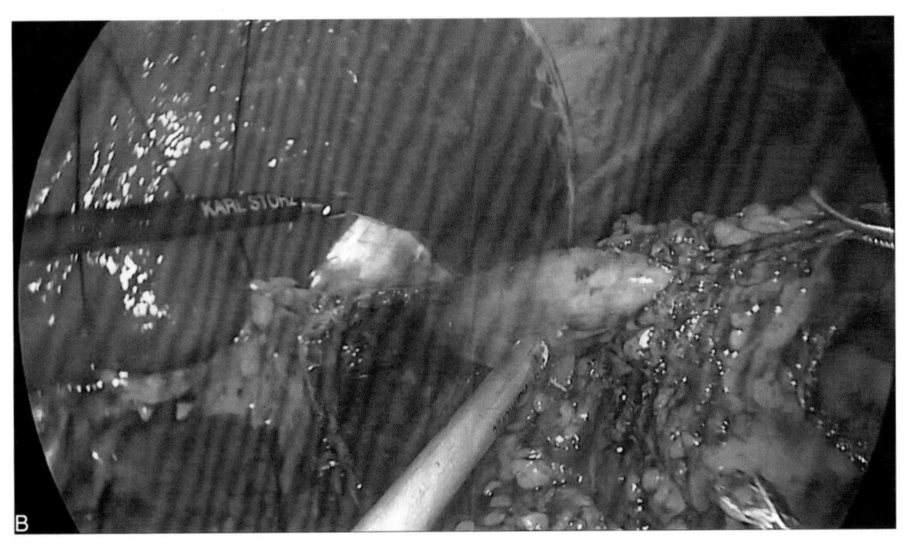

图3-3 食管打孔。A. 示意图。B. 实景图

（4）步骤 4（图 3-4）

推荐常规游离空肠系膜，但需确切保留无功能袢小肠血管边缘弓的完整性。

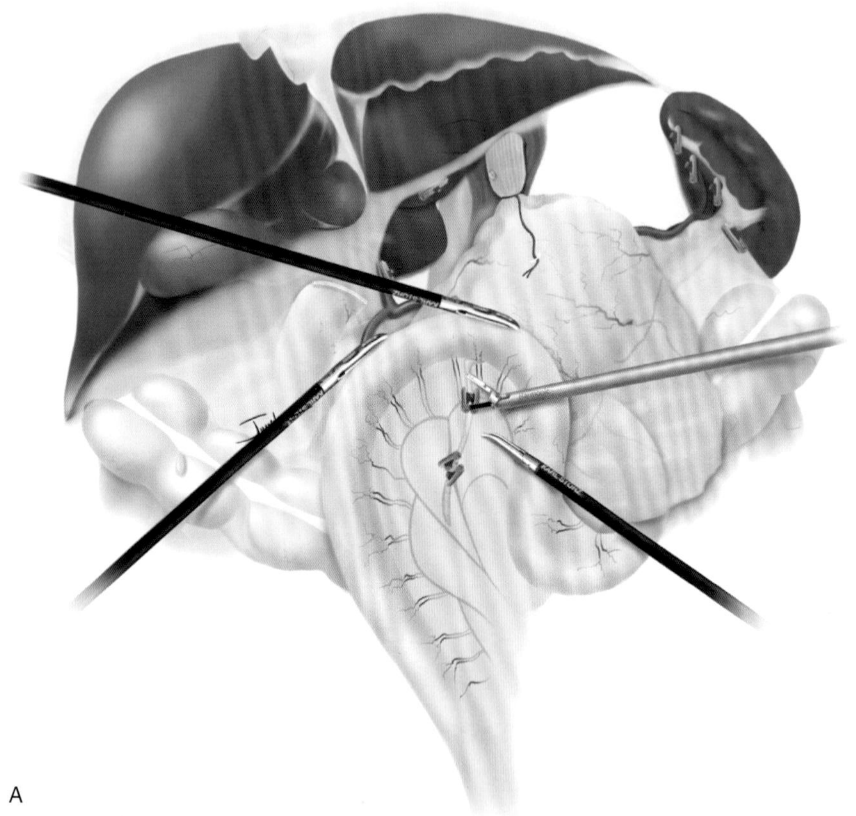

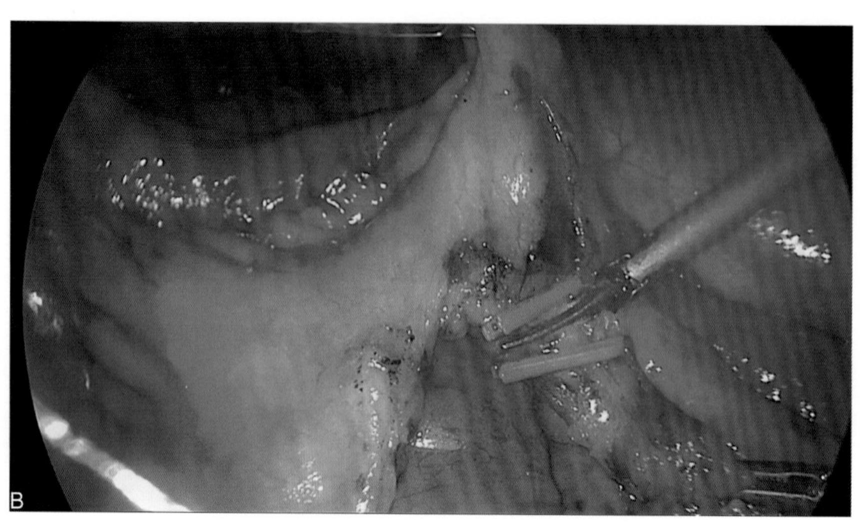

图 3-4　预处理空肠系膜。A. 示意图。B. 实景图

（5）步骤 5（图 3-5）

空肠系膜游离后于对系膜缘打孔。

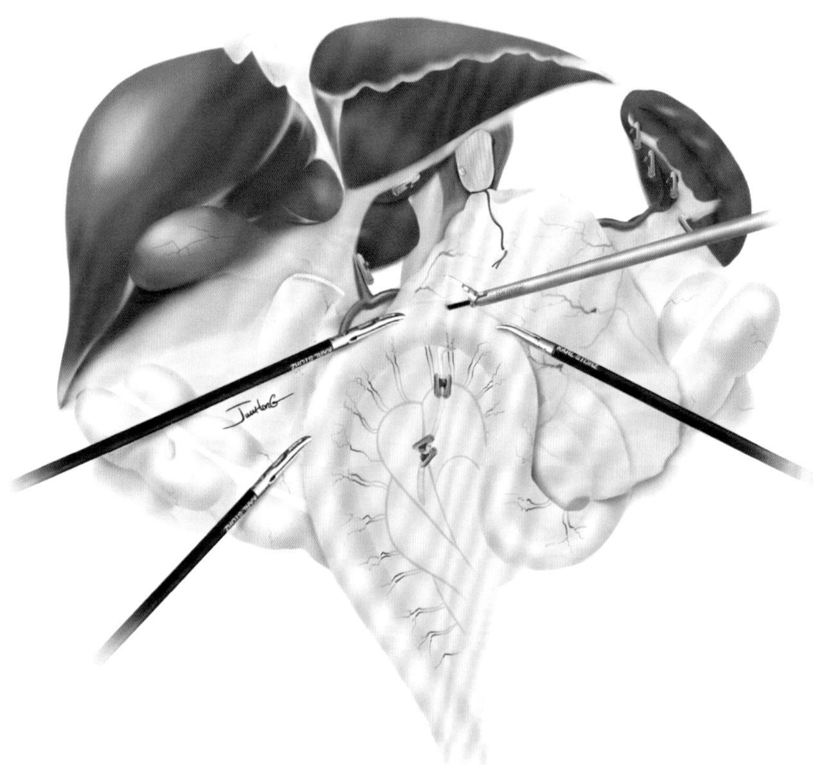

A

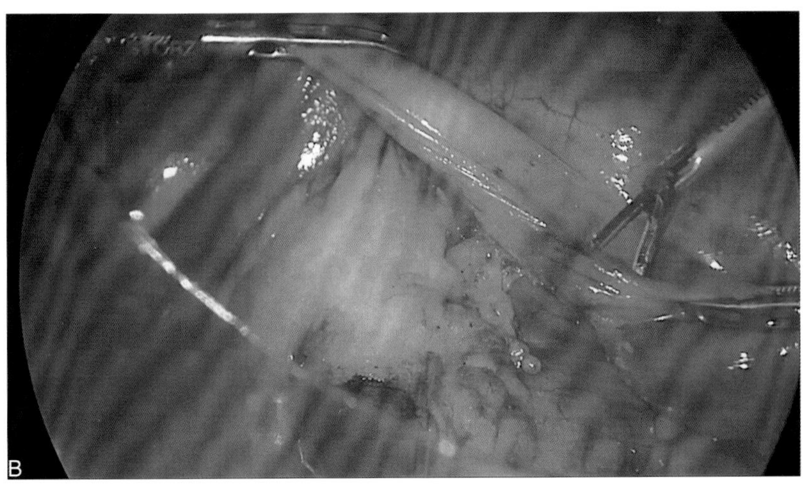

B

图 3–5　空肠打孔。A. 示意图。B. 实景图

(6) 步骤 6（图 3-6）

食管侧后壁与屈氏韧带远端约 25 cm 处空肠对系膜缘行 V 形逆蠕动吻合（E-J）。

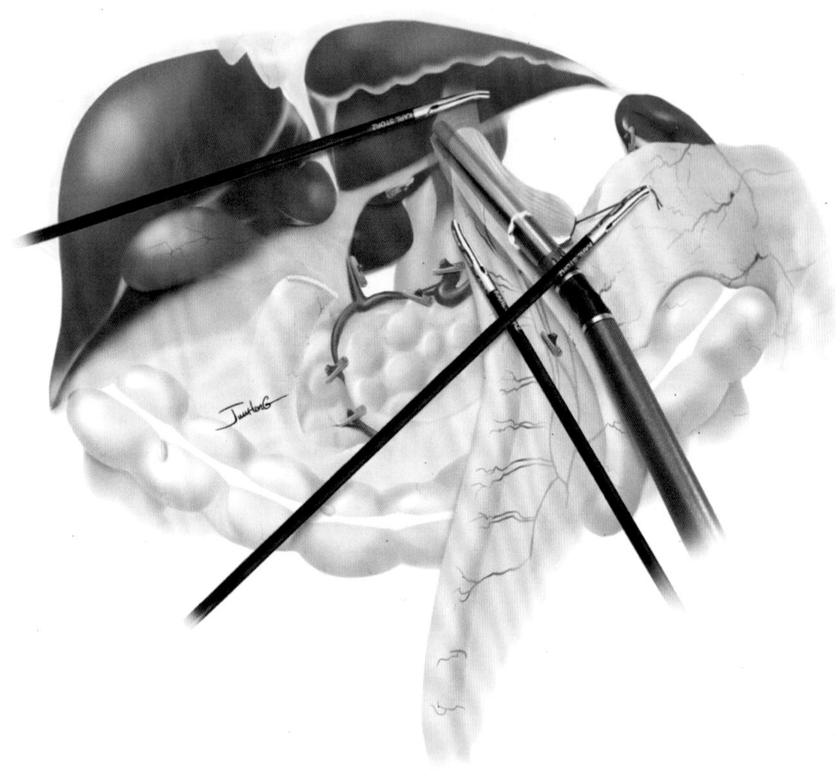

A

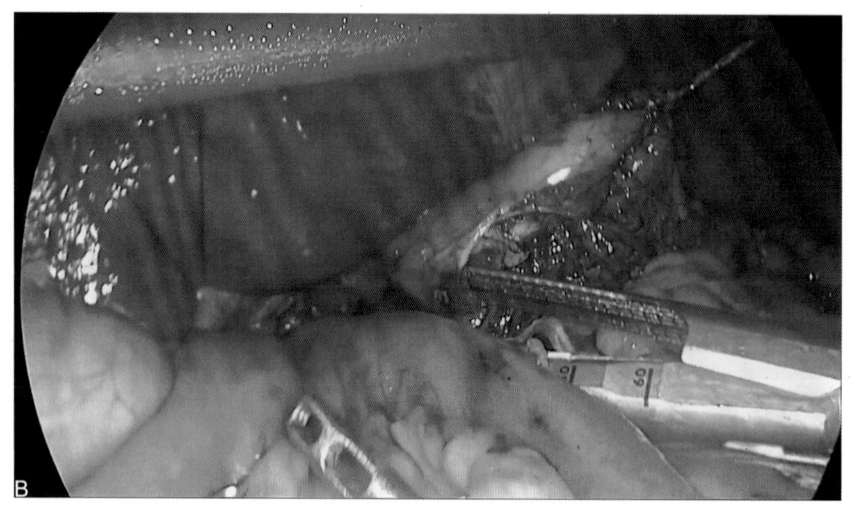

图 3-6 食管空肠逆蠕动侧 – 侧吻合。A. 示意图。B. 实景图

（7）步骤7（图3-7）

吻合器激发前需常规检查吻合器头端是否戳穿空肠，通常情况下此处如没有戳穿无须加固缝合。

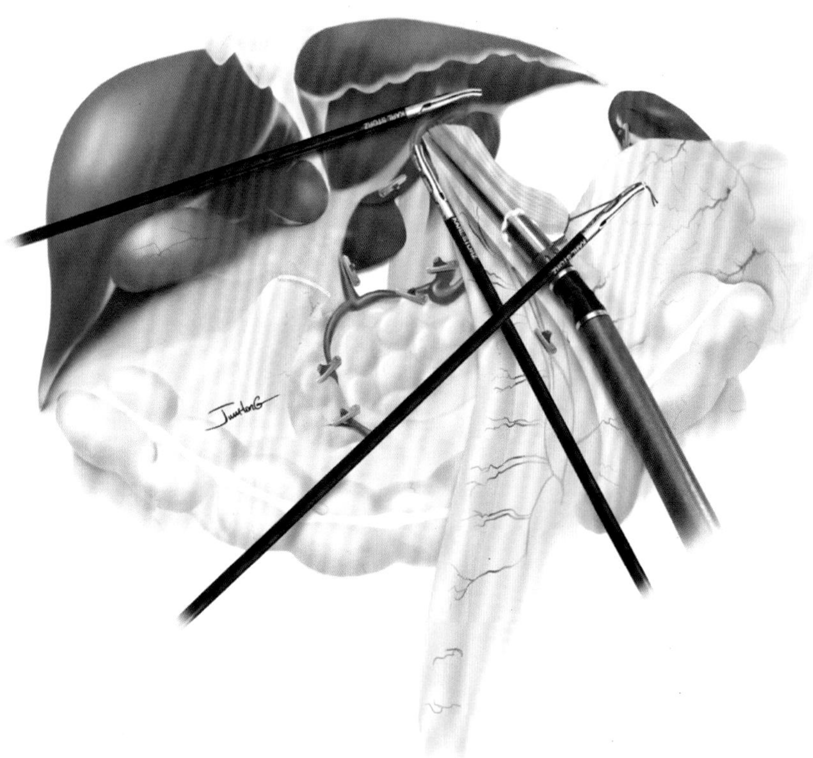

A

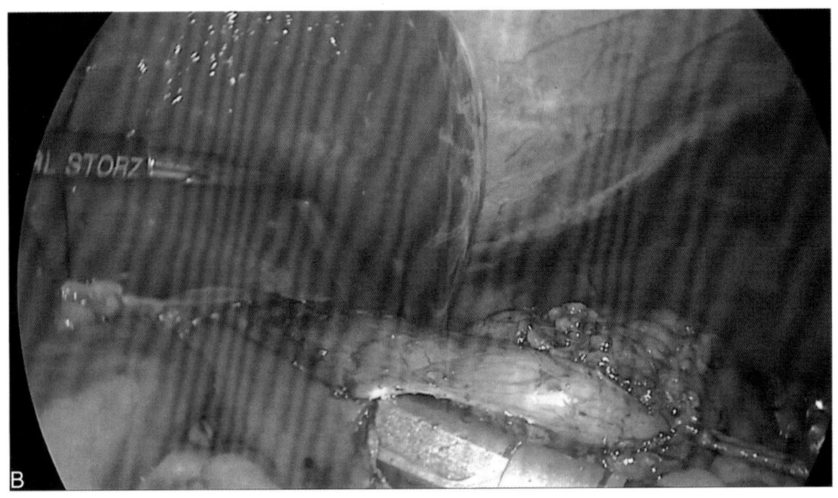

B

图3-7　吻合激发前检查裂孔内空肠。A. 示意图。B. 实景图

（8）步骤 8（图 3-8）

切除 E-J 共同开口的同时切断食管及空肠，可考虑将前后吻合线错开，完成一个三角形的吻合，以增大吻合口径。

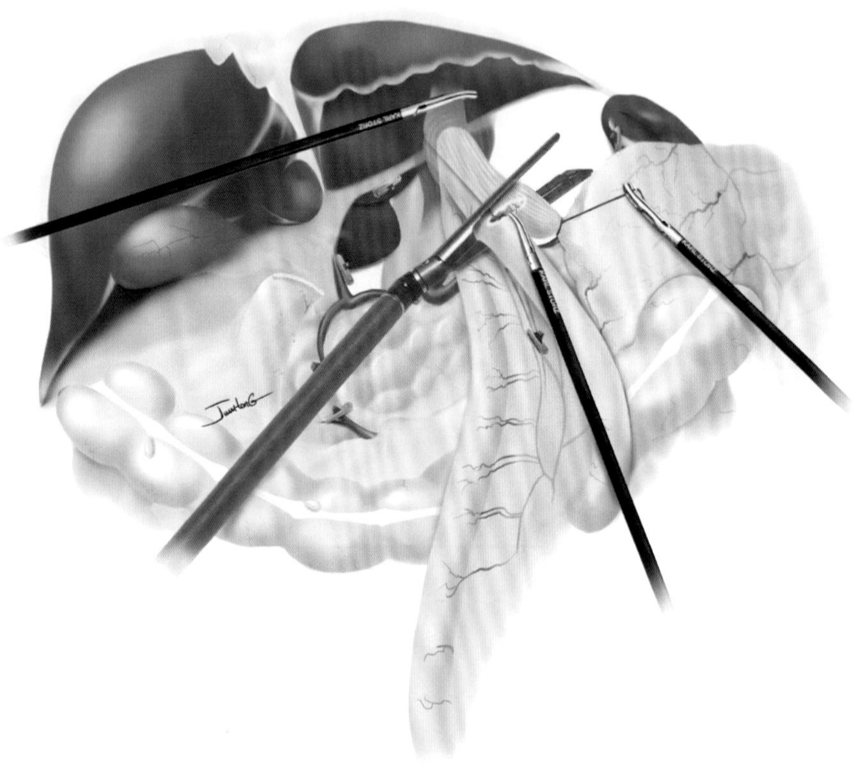

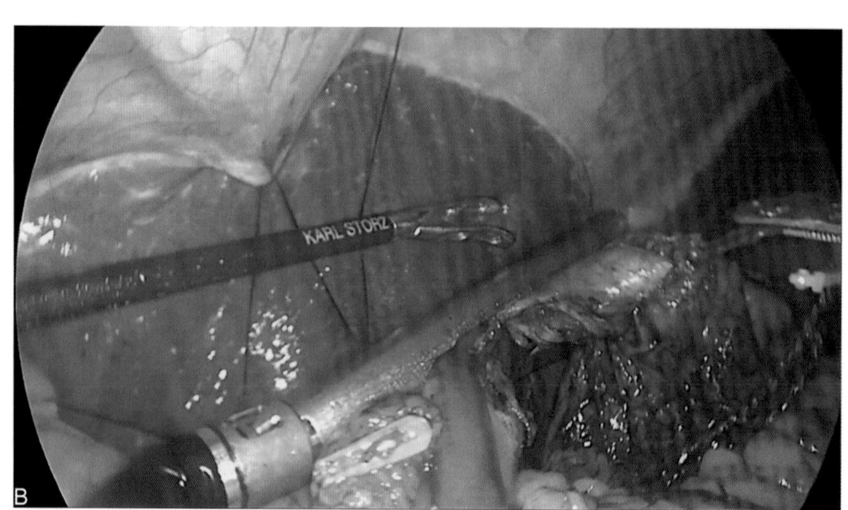

图 3-8　FETE SPLT 切除共同开口。A. 示意图。B. 实景图

（9）步骤9（图3-9）

E-J远端留置40 ~ 45 cm长无功能袢，利用E-J共同开口行无功能袢与输入袢的侧-侧吻合（J-J）。

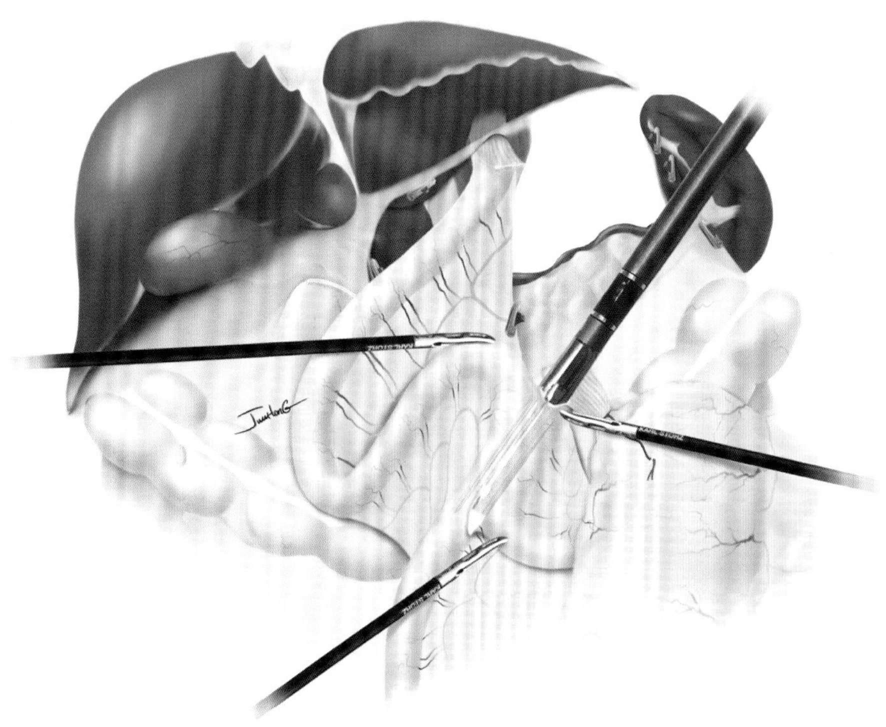

A

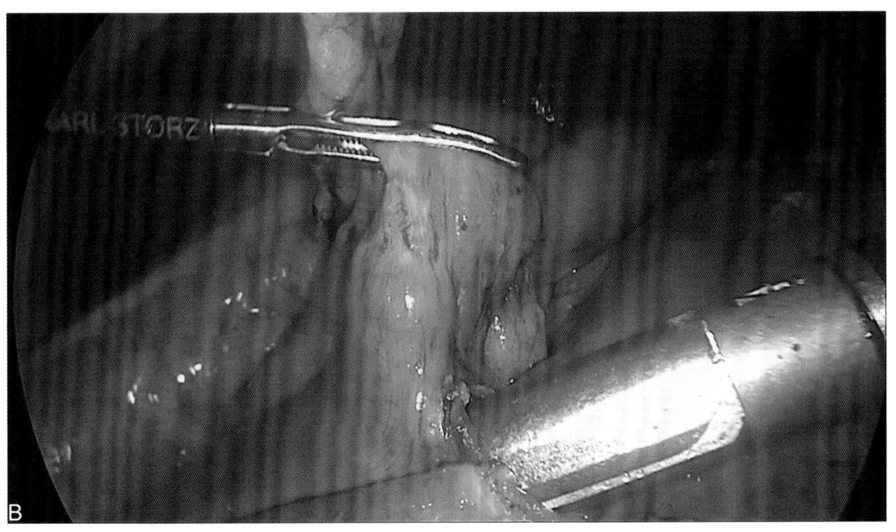

图3-9 FETE SPLT肠与肠侧-侧吻合。A. 示意图。B. 实景图

(10) 步骤 10（图 3-10）

关闭 J-J 共同开口（需注意保证输出袢的通畅）。

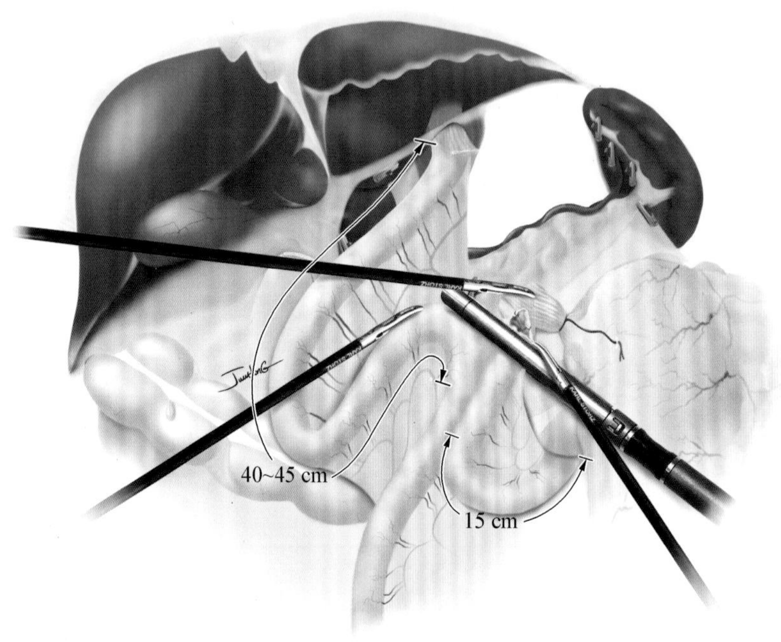

A

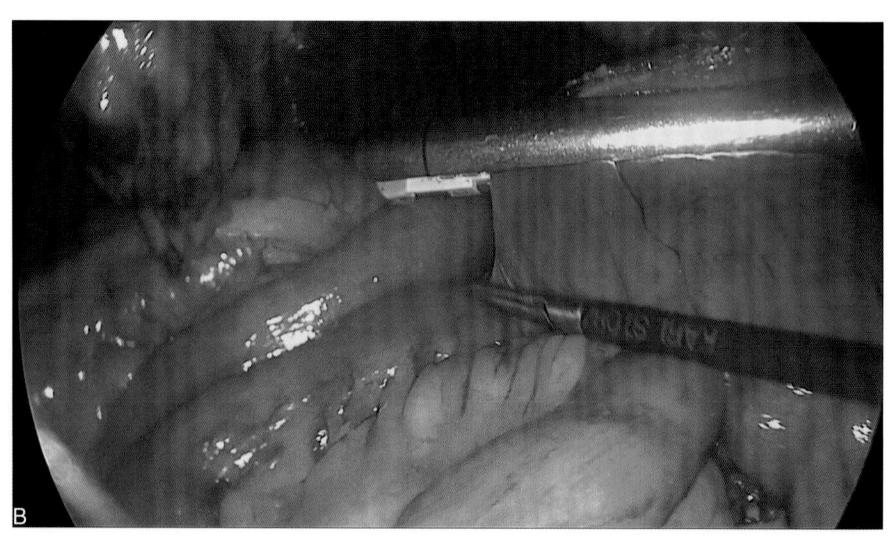

图 3-10 关闭肠 - 肠吻合共同开口。A. 示意图。B. 实景图

（11）步骤 11（图 3-11）

E-J 后方留置一根负压引流管。必要时对吻合口及无功能袢进行缝合固定，避免吻合口扭转。

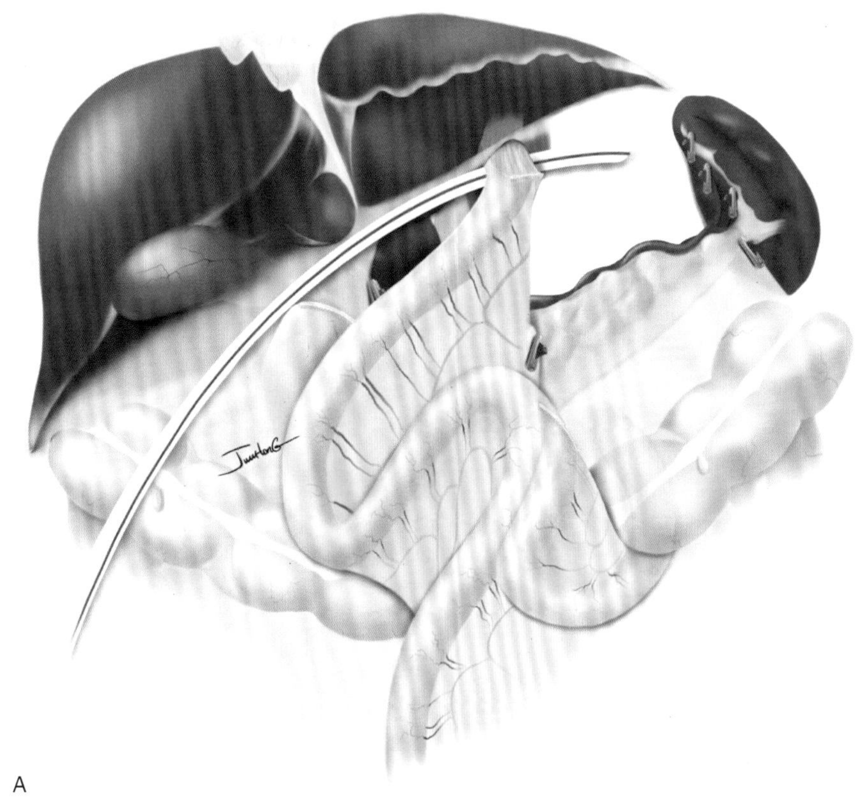

A

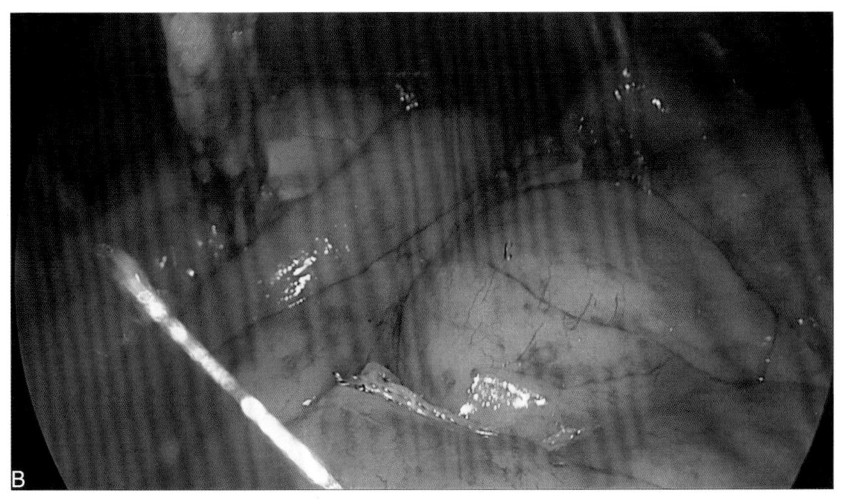

B

图 3-11 FETE SPLT 的引流管放置。A. 示意图。B. 实景图

2. 自牵引后离断食管空肠顺蠕动 R-Y 吻合（self-pulling and latter transected overlap R-Y anastomosis，Overlap SPLT）（视频 7）

视频 7　Overlap SPLT

（1）步骤 1 ~ 4

食管结扎打孔、空肠系膜游离（略，同 FETE SPLT）。

（2）步骤 5（图 3-12）

距屈氏韧带约 20 cm 处的空肠系膜游离后切断。

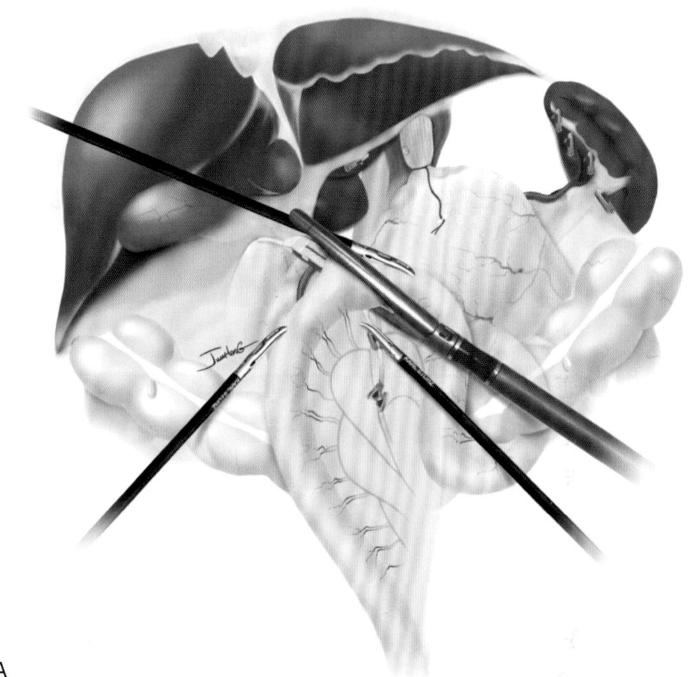

A

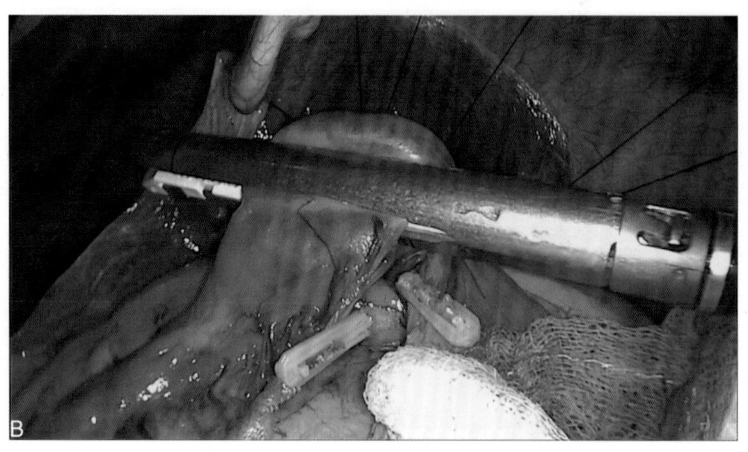

图 3-12　离断空肠。A. 示意图。B. 实景图

（3）步骤 6（图 3-13）

测量后于远端空肠对系膜缘打孔（距残端远端约 6 cm 处）。

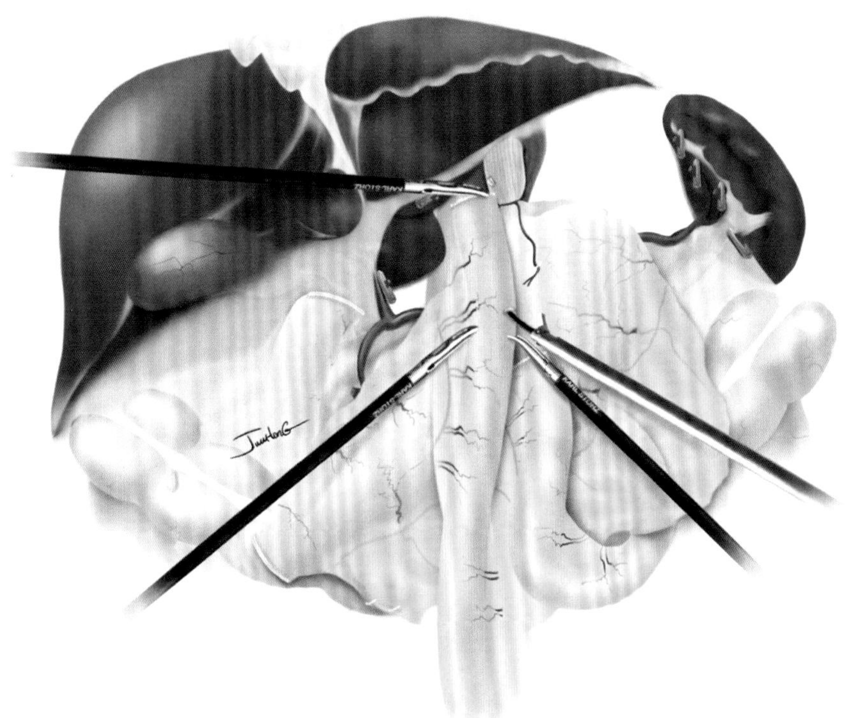

A

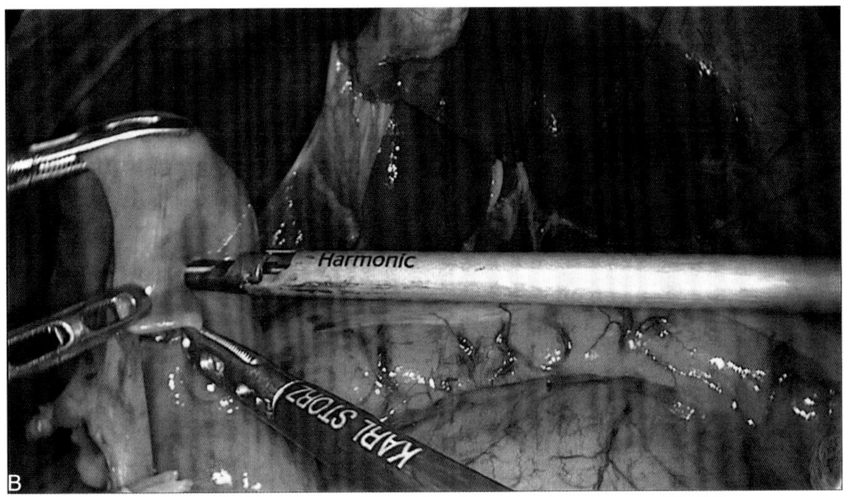

图 3-13　Overlap 无功能袢打孔。A. 示意图。B. 实景图

(4) 步骤 7（图 3-14）

食管后壁与远端空肠对系膜缘行 Overlap 吻合（E-J）。

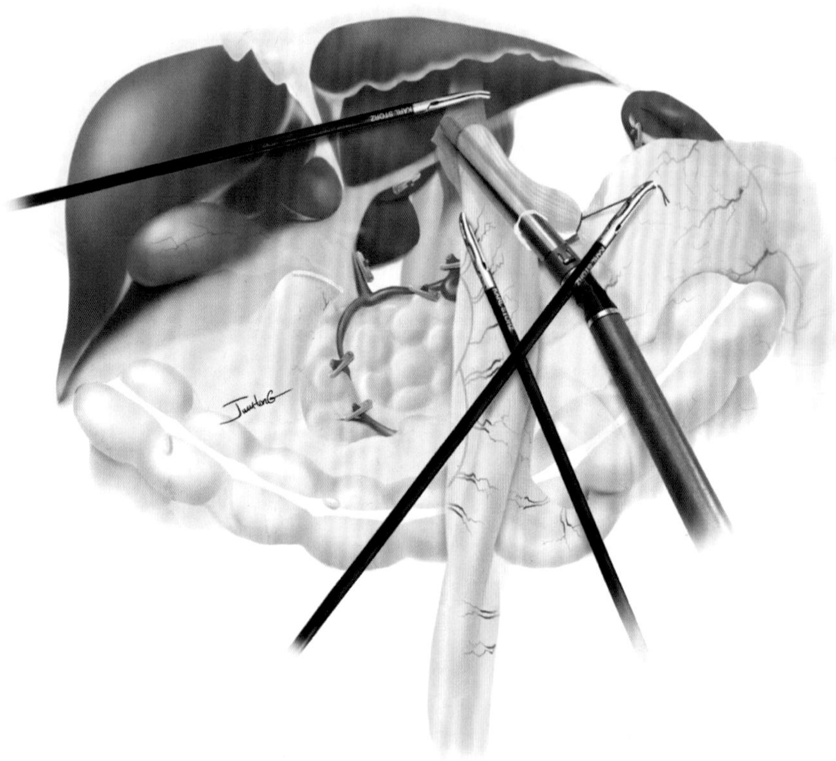

A

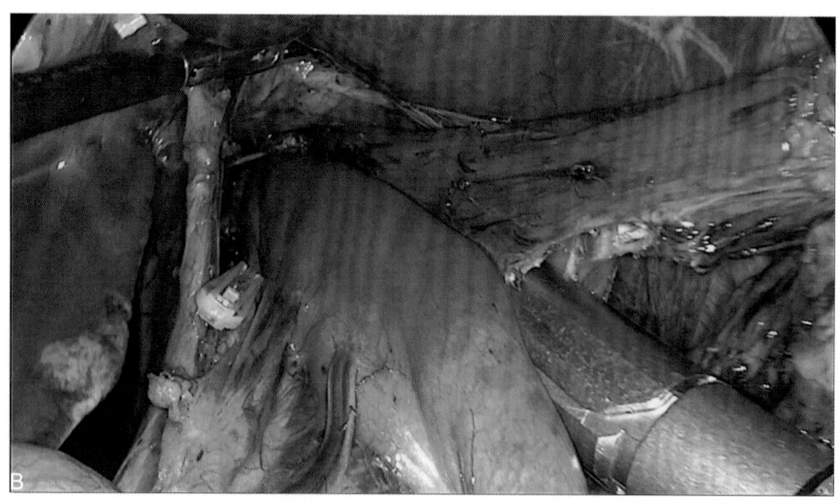

图 3-14　食管空肠顺蠕动侧 - 侧吻合。A. 示意图。B. 实景图

(5) 步骤 8 (图 3-15)

切除 E-J 共同开口同时切断食管后移除标本，注意避免空肠出口狭窄。

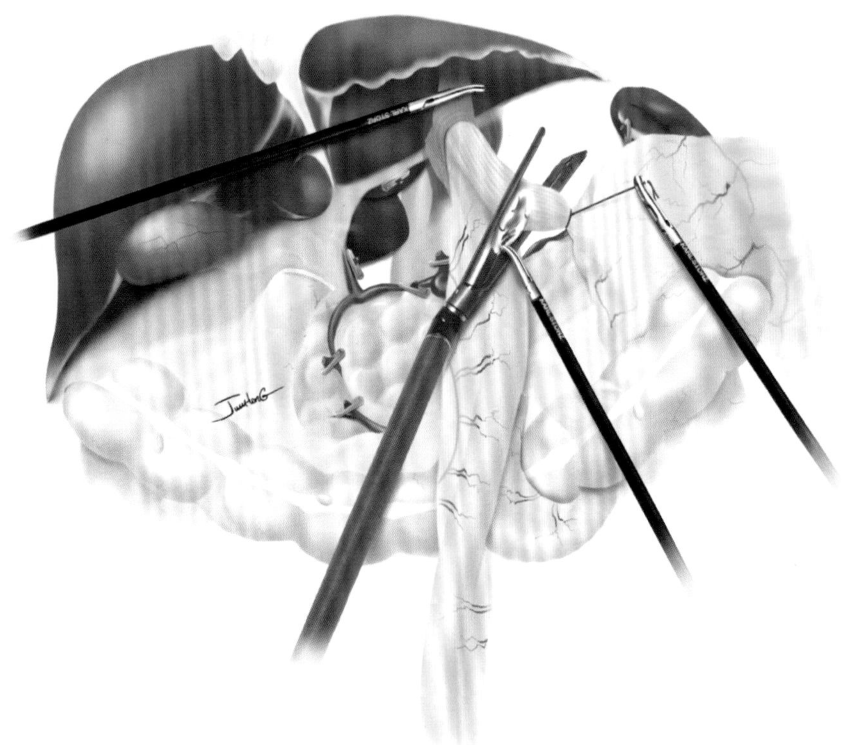

A

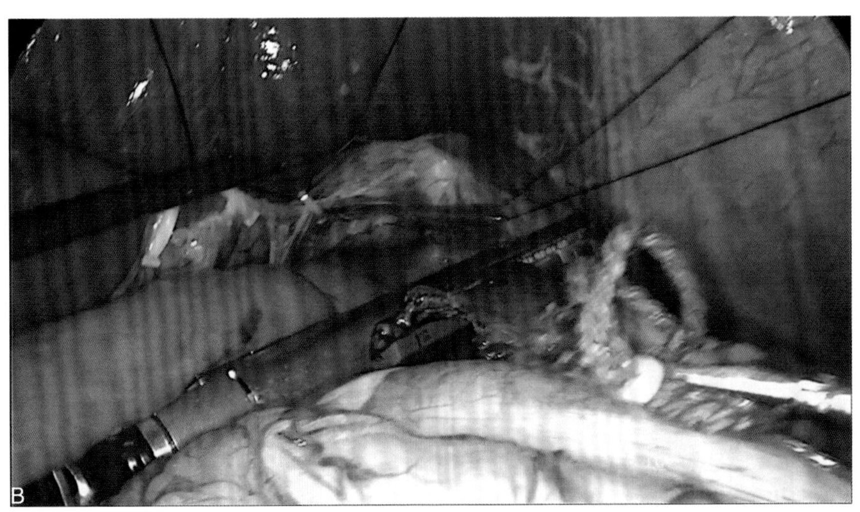

图 3-15 关闭 Overlap SPLT 共同开口。A. 示意图。B. 实景图

（6）步骤 9（图 3-16）

近端空肠（输入袢）残端打孔。

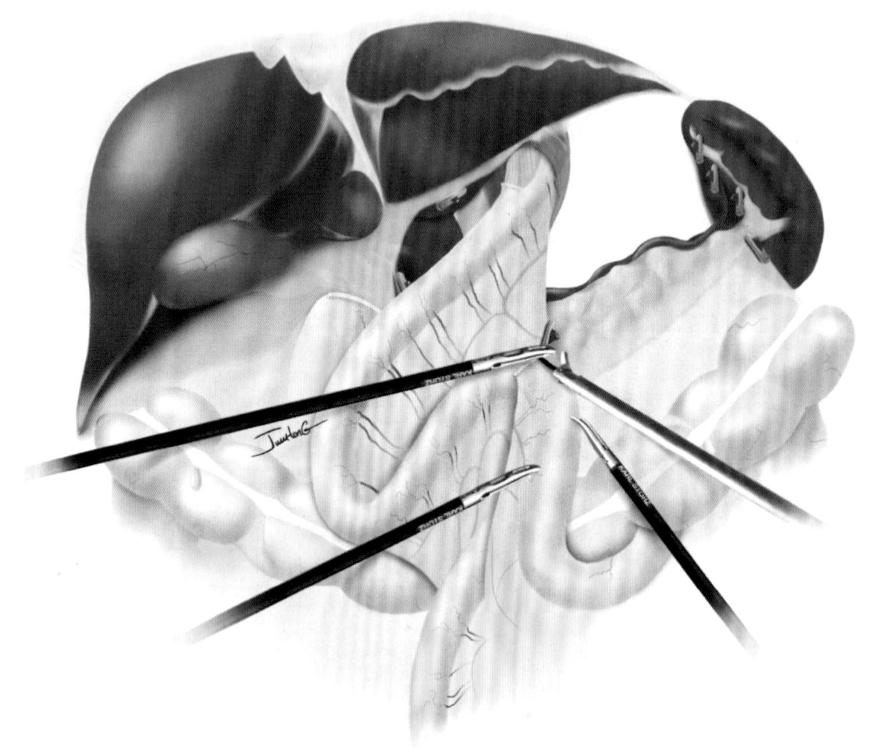

A

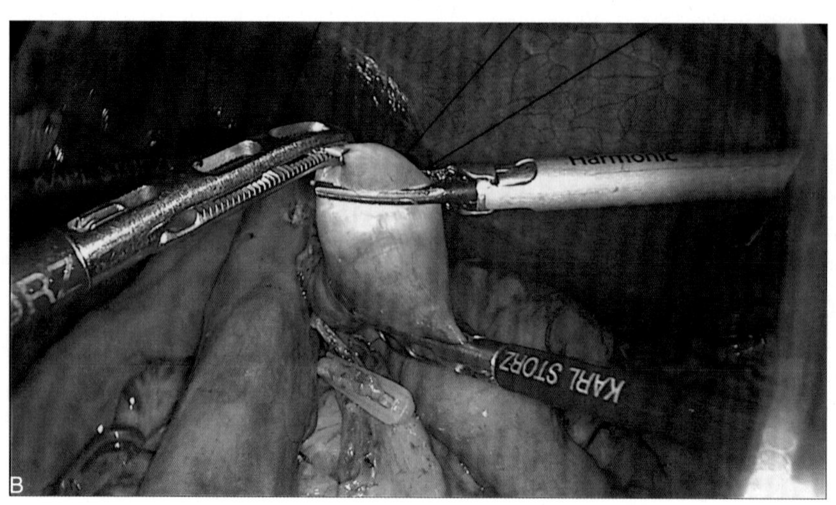

图 3-16　输入袢打孔。A. 示意图。B. 实景图

(7)步骤 10(图 3-17)

E-J 远端留置 40 ~ 45 cm 长无功能袢，将无功能袢与输入袢行侧－侧吻合(J-J)。

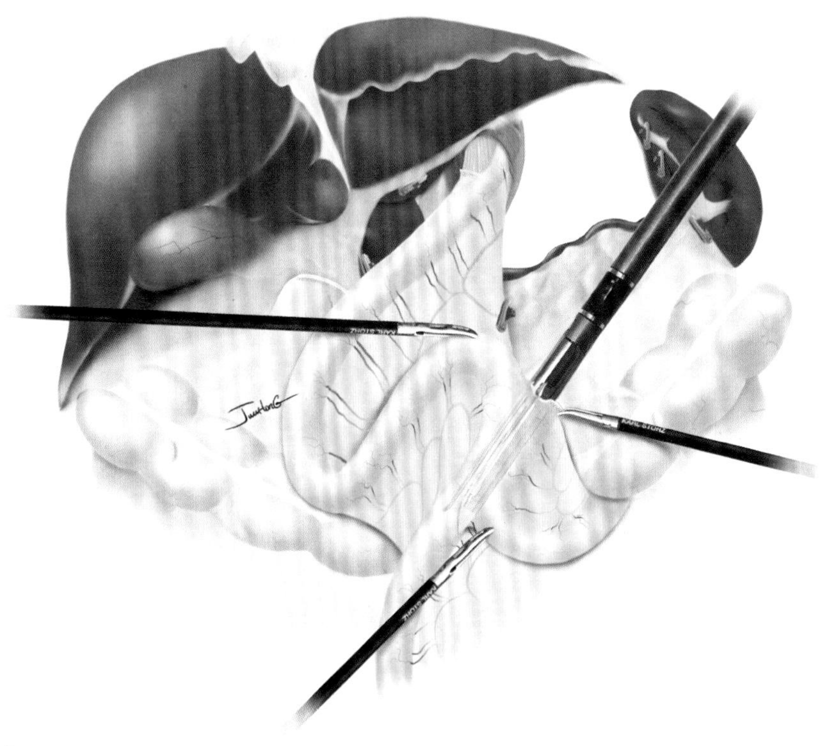

A

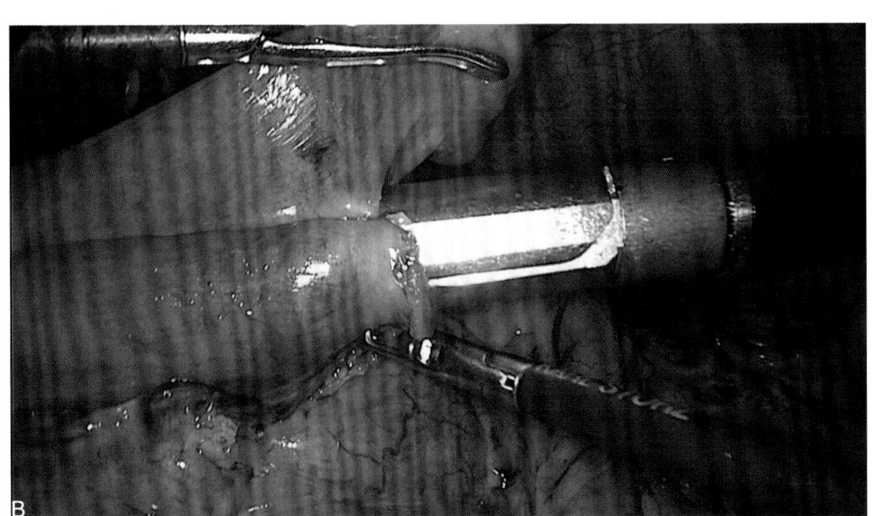

图 3-17　Overlap SPLT 肠与肠侧－侧吻合。A. 示意图。B. 实景图

（8）步骤 11（图 3-18）

关闭 J-J 共同开口。

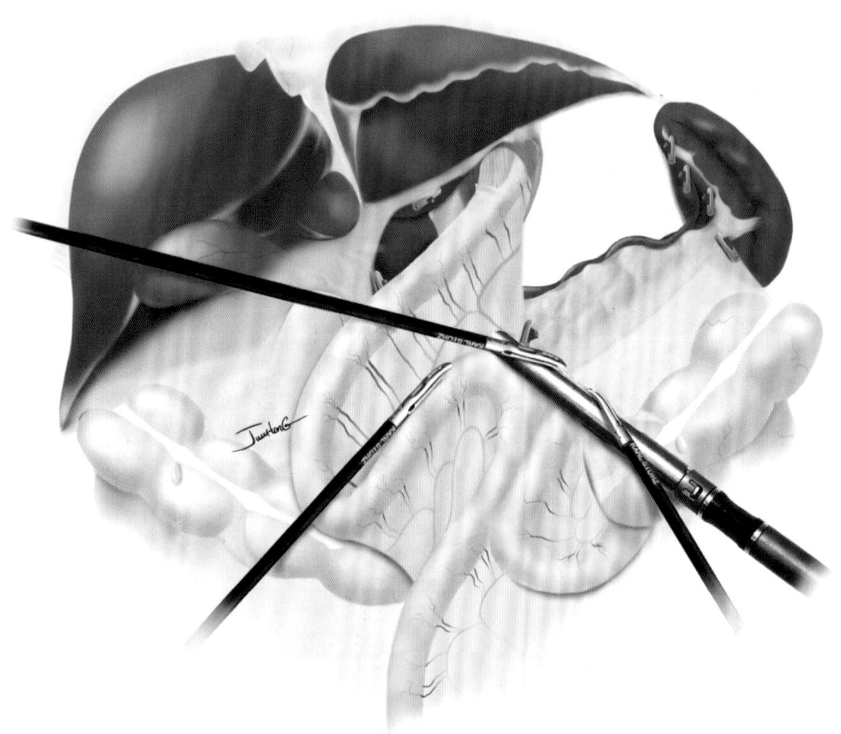

A

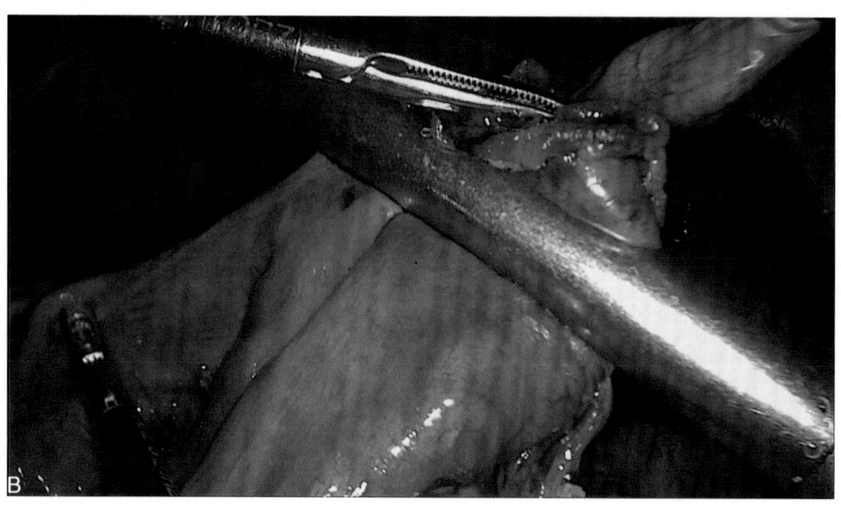

图 3-18　关闭肠 – 肠吻合共同开口。A. 示意图。B. 实景图

（9）步骤 12（图 3-19）

E-J 后方留置一根负压引流管。

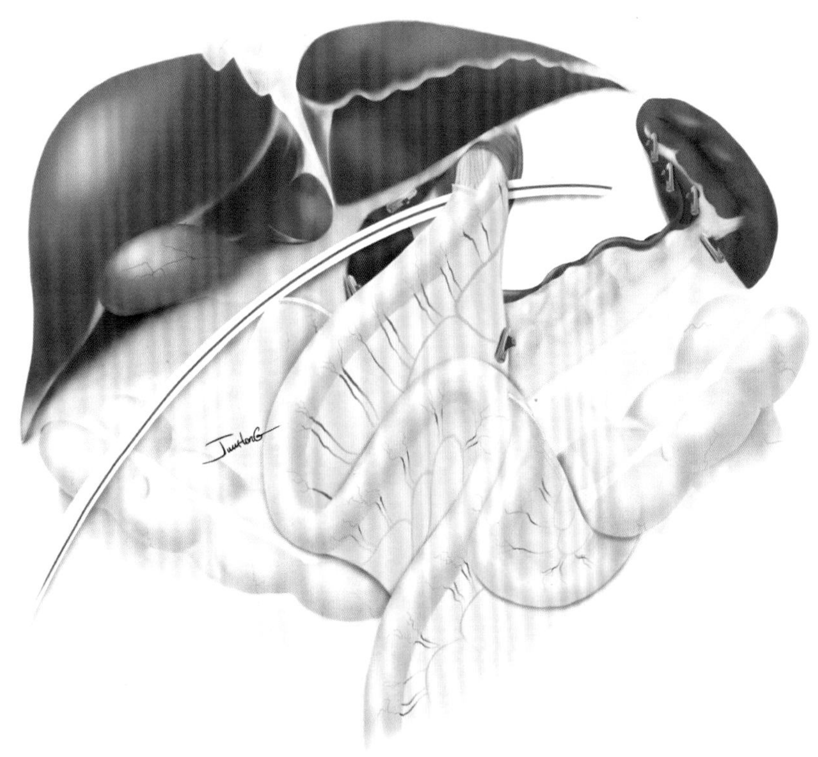

A

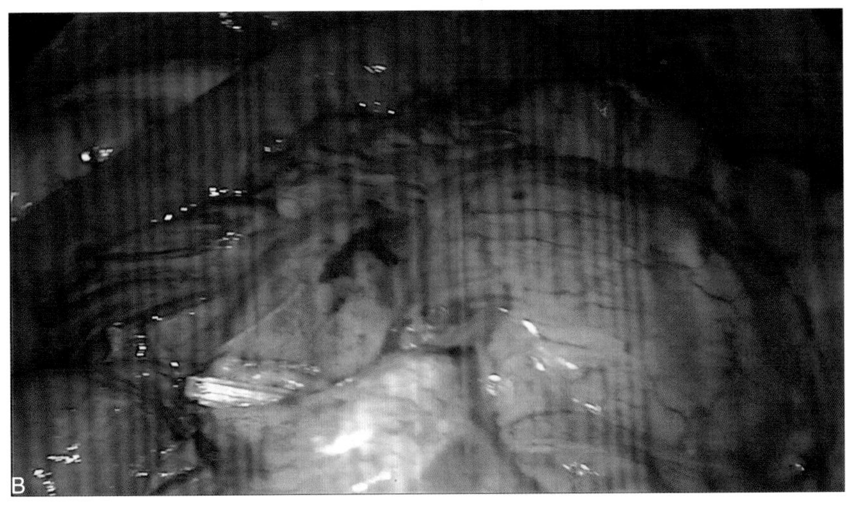

图 3-19　Overlap SPLT 引流管放置。A. 示意图。B. 实景图

第四节　小结

1. 两种吻合方式的选择

两种吻合方式均存在各自的优缺点。Overlap SPLT 是一种空肠 – 空肠顺蠕动的吻合，吻合口需占用后纵隔的空间小，在吻合过程中空肠残端不容易被戳穿。其缺点是共同开口关闭技术要求高（输出肠袢易狭窄）且需要多耗费一枚离断空肠的钉仓。相对地，FETE SPLT 是一种逆蠕动的吻合，吻合口占用后纵隔的空间较多，所需空肠袢较 Overlap 长，且吻合过程中需注意避免空肠袢的戳穿，但 FETE 关闭共同开口的难度低，不容易造成输出道的狭窄，不需要提前离断空肠。

到目前为止，尚无相关的研究证明两者孰优孰劣，对于远期的功能性的差异更鲜有循证医学依据。根据我们的实践经验，两种吻合方法具有相似的安全性及近期生活质量，FETE 相对技术要求低且节省一枚钉仓。我们团队有一项前瞻性的对照试验研究仍在进行中，主要终点是两种方式的术后生存质量（吻合功能性）的评价，希望能得到有价值的结论以帮助我们做出合理的选择和改进。

2. 切缘的判断

SPLT 有个比较大的缺陷就是无法在吻合完成前确认切缘（近切缘），因此对术者上切缘的把握要求比较高。到目前为止，我们团队 300 余例尚无切缘阳性病例，我们的原则是“通过获得足够多（按指南要求）的切缘来保证切缘阴性”。

如图所示（图 3-20），决定 SPLT 上切缘的关键步骤是三处：①食管结扎位置；

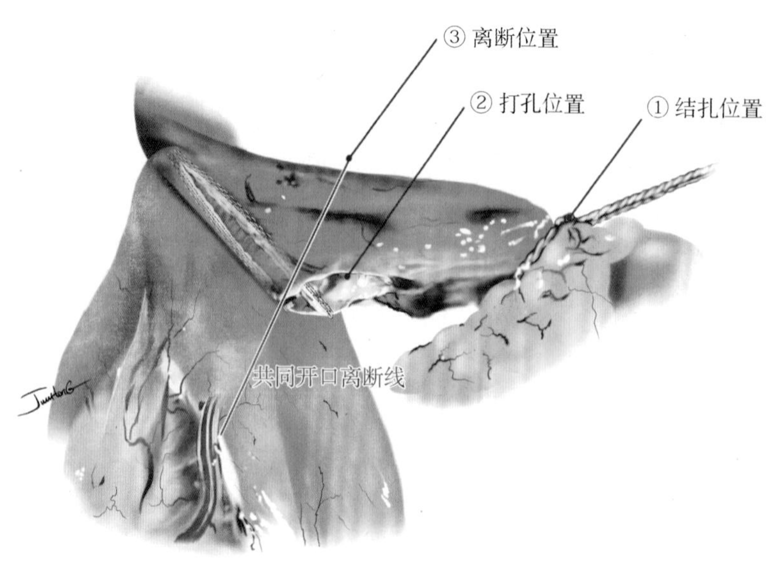

图 3–20　**决定吻合口大小的因素**

我们要求食管结扎位置位于肿瘤上缘以上（胃体肿瘤位于贲门上），对于隆起型肿瘤，通过术中器械触碰可以确定上缘，而对于早期或是浸润型肿瘤则需考虑术中内镜定位；②食管打孔位置：对于 Borrmann Ⅰ、Ⅱ型肿瘤于结扎线上 2 ~ 3 cm 处打孔，而对于浸润型肿瘤需于结扎线上 3 ~ 5 cm 处打孔；③食管离断位置：在离断食管时，可以通过将离断线向口侧偏移来获得更多的切缘，但这样会造成吻合口径缩小，有吻合口狭窄的潜在风险。

我们认为通过“自牵引”可以做到充分地高位离断食管并获得相应的切缘。

3. 后纵隔空间及下段食管游离

不论是否要做食管周围淋巴结清扫，我们都建议在吻合前充分游离食管下段及后纵隔空间，理由如下：①便于充分发挥自牵引的优势，降低吻合难度，获得更多的近切缘；②充分游离空间可以顺畅地摆放吻合口，避免吻合口折叠或扭转造成梗阻或进食不畅。

通常裸化下段食管 6 ~ 10 cm（牵引状态下）即可满足需求且不会存在血运障碍。食管打孔口径以 1 ~ 1.5 cm 为宜，孔径太小会造成食管腔显露困难（许多术者习惯通过胃管引导），孔径太大可能会影响自牵引效果。

4. 空肠系膜的预处理

对空肠系膜的游离主要是基于两个方面的考虑。首先，SPLT 的优势之一就是食管离断位置高（吻合位置高）。相应地，吻合位置越高，潜在的张力也越大，通过自牵引下拉的食管在吻合完成后会回缩，因此只能通过上提空肠来解除吻合张力。空肠的游离度往往被其系膜限制，呈扇形分布于肠系膜上血管周围，所以要想较大程度地上提空肠只有离断系膜及部分血管。其次，在吻合器插入空肠并向食管拖动的过程中，系膜的限制往往会造成空肠戳破，增加吻合风险，因此我们建议即使吻合位置不那么高的病例也常规预处理小肠系膜。

想要充分游离系膜就必须离断血管，如何确保游离到位但又不造成肠袢缺血呢？与结肠一样，小肠也存在边缘血管弓（图 3-21A、B），在系膜离断的时候只要保留血管弓的完整性就可以保证小肠袢及吻合口的血运。因此，我们选择离断 1 ~ 2 支Ⅱ级血管及小肠打孔处附近的边缘血管，切开相应系膜就能做到充分游离。最理想的离断路线是旁开血管弓弧形切开系膜，但这往往较难做到，尤其是对于系膜肥厚的病例。在无法直接辨认系膜血管的情况下，我们可以选择自肠壁向系膜中央逐层打开系膜寻找并离断血管的策略，这样可以避免损伤血管弓。

5. 空肠意外戳破的处理

FETE SPLT 在吻合过程中可能存在空肠戳破的隐患。预防措施除了操作平稳轻柔、避免使用暴力以外，最有效的就是前面提到的空肠系膜游离（预处理）。对于空肠戳

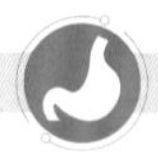

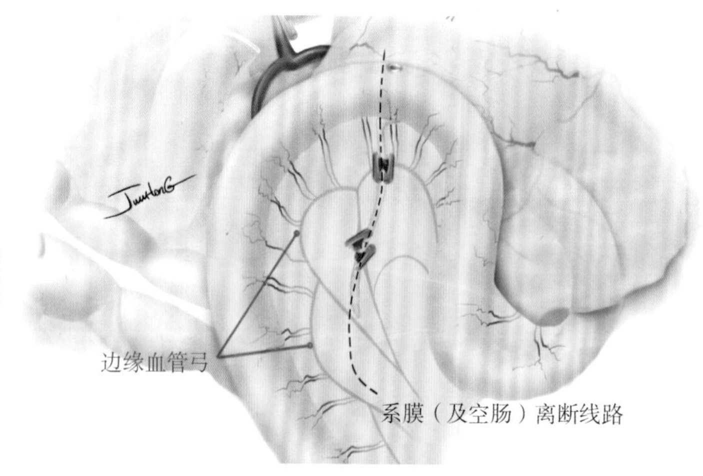

图 3-21A 空肠系膜血管离断策略示意图

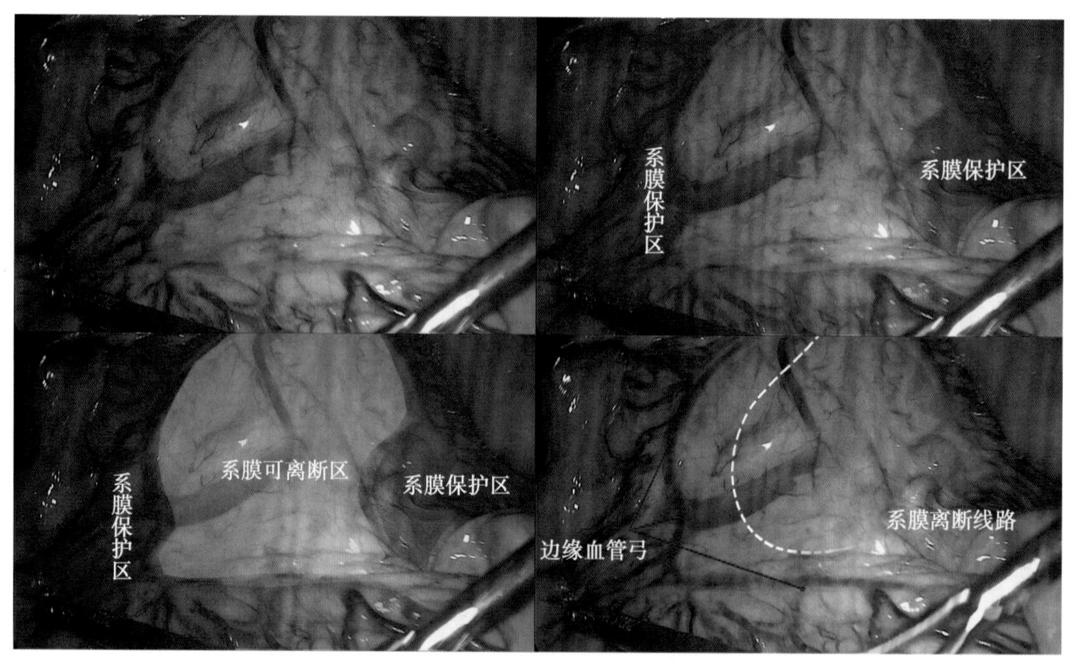

图 3-21B 空肠系膜血管离断策略实景图

破的补救最重要的是及时发现，因此，吻合激发前的常规检查非常必要。根据我们的经验，空肠戳破往往会伴随吻合器的落空感，挡开膈肌脚可见头端蓝色钉仓穿出（图 3-22A、B）。在我们遇见的病例中，一旦发现空肠戳破，我们不选择修补，而是利用破口作为空肠处吻合器的插入口再进行吻合。由于额外损失了约 5 cm 的空肠，因此需要再次检查或处理系膜，避免张力。

到目前为止，我们尚未发生吻合器激发后发现空肠戳破的案例，因此缺乏相应的应对经验，我们认为防范于未然非常重要。

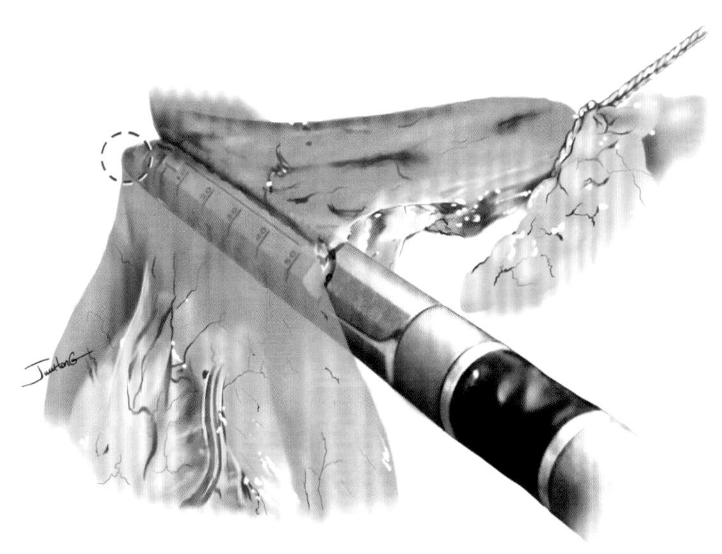

图 3-22A　空肠易戳破危险位置示意图

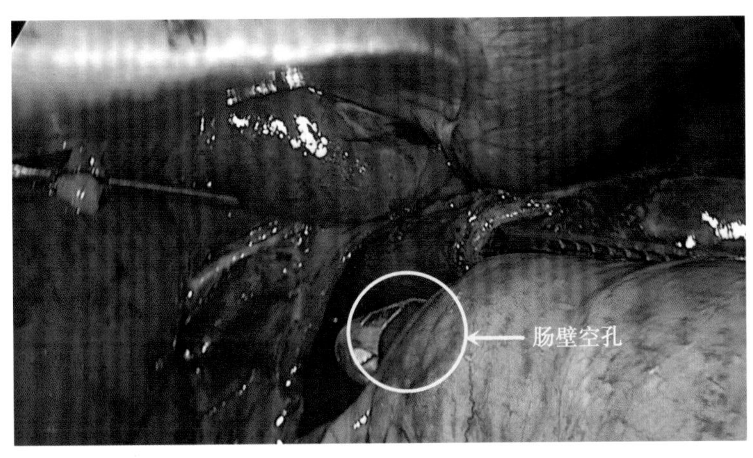

图 3-22B　空肠戳破实景图

6. R-Y SPLT 吻合口是否需要缝合加固

由于许多术者在开放手术的时代习惯了缝合加固吻合口，因此对腔内吻合存在诸多疑虑。其实对于常用的腔内线形吻合器而言，加固缝合（预防吻合口瘘）是非必要的。通过共同开口检查吻合的完整性至关重要。如有出血点可以考虑缝合或钳夹止血。我们尚未发生检查发现吻合不完整的情况。

具体到 SPLT 吻合，许多术者认为吻合存在张力，尤其是最高点（空肠反折）的位置（于图 3-23A 中圈出），他们建议缝合加固。但是我们的观点是：有张力的吻合口即便是缝合加固也不能确保安全，我们对空肠系膜预处理的目的就是解除潜在的张力。而对于这个似乎最不安全的点，我们也做了研究，以 ECR/GST60B 为例，在切割止点的远端还有两排钛钉，切割止点至吻合止点间有约 9 mm 的间距（图 3-23B），也就是说在此处有额外 9 mm 的组织作为减张加固。因此，缝合是多余的。从另一个角度讲，对于吻合位置高的病例，这个点是很难做到安全且满意加固，如果勉强缝合，可能反而造成组织的撕裂或切割，继而造成不必要的隐患。

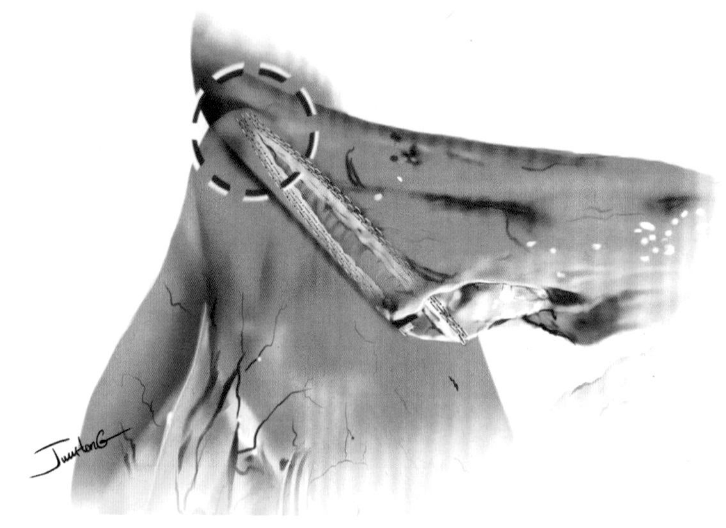

图 3-23A　吻合钉头端成钉结构示意图一

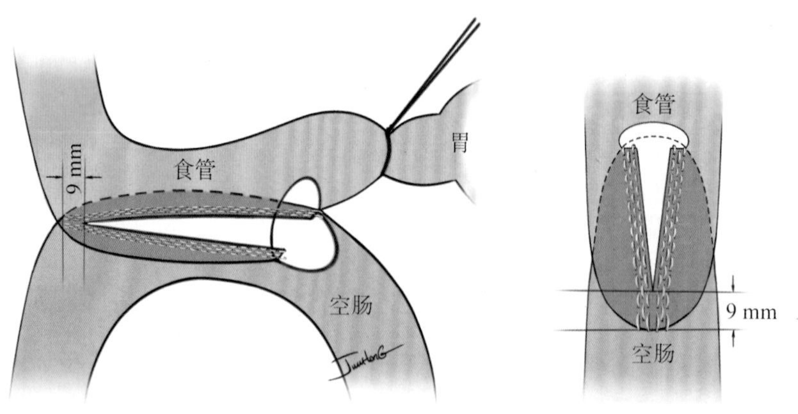

图 3-23B　吻合钉头端成钉结构示意图二

参 考 文 献

[1] Jeong O, Park YK. Intracorporeal circular stapling esophagojejunostomy using the transorally inserted anvil (OrVil) after laparoscopic total gastrectomy [J]. Surg Endosc. 2009;23(11):2624-2630.

[2] Omori T, Oyama T, Mizutani S, et al. A simple and safe technique for esophagojejunostomy using the hemidouble stapling technique in laparoscopy-assisted total gastrectomy [J] . Am J Surg. 2009;197(1):e13-17.

[3] Okabe H, Obama K, Tsunoda S, et al. Advantage of completely laparoscopic gastrectomy with linear stapled reconstruction: a long-term follow-up study [J] . Ann Surg. 2014;259(1):109-116.

[4] Uyama I, Sugioka A, Fujita J, et al. Laparoscopic total gastrectomy with distal pancreatosplenectomy and D2 lymphadenectomy for advanced gastric cancer [J] . Gastric Cancer. 1999;2(4):230-234.

[5] Inaba K, Satoh S, Ishida Y, et al. Overlap method: novel intracorporeal esophagojejunostomy after laparoscopic total gastrectomy [J] . J Am Coll Surg. 2010;211(6):e25-29.

[6] Umemura A, Koeda K, Sasaki A, et al. Totally laparoscopic total gastrectomy for gastric cancer: literature review and comparison of the procedure of esophagojejunostomy [J] . Asian J Surg 2015;38:102-112.

[7] Hong J, Wang YP, Wang J, et al. A novel method of self-pulling and latter transected reconstruction in totally laparoscopic total gastrectomy: feasibility and short-term safety [J] . Surgical Endoscopy. 2016;31(7):2968-2976.

[8] 蒿汉坤，洪军，王雅平，等 . 自牵引后离断食管 – 空肠吻合技术 100 例安全性评价 [J] . 中华胃肠外科杂志 . 2018;21(2):206-211.

[9] Kwon IG, Son YG, Ryu SW. Novel intracorporeal esophagojejunostomy using linear staplers during laparoscopic total gastrectomy: pi-shaped esophagojejunostomy, 3-in-1 technique [J] . J Am Coll Surg. 2016;223(3):e25-29.

第四章　近端胃切除后重建

第一节　现状与“华山”特色

目前，早期胃癌及近端胃癌的发病比例有逐年增加的趋势。以往对于近端胃早癌（upper early gastric cancer, U-EGC）的治疗方式多采用全胃切除（total gastrectomy, TG），主要原因是基于肿瘤的根治性（淋巴结清扫范围）的考量。但随着对 U-EGC 区域淋巴结转移率研究的深入，我们认识到近端胃切除（proximal gastrectomy, PG）结合 D1+ 淋巴结清扫对于合适的 U-EGC 患者是足够的，且由于保留了部分胃功能，可以增加进食量，改善术后营养状态，纠正贫血及维生素 B_{12} 缺乏，从而提高生存质量[1, 2]。

传统的近端胃切除后吻合方式——食管胃吻合（esophagogastrostomy，E-G）由于存在较高的胃食管返流及吻合口狭窄的发生率已较少被使用，取而代之的是管状胃食管吻合、空肠间置（jejunal interposition，JI）、双通道吻合（double-tract，DT）及相关衍生方法，如空肠储袋间置法（jejunal pouch interposition，JPI）等[3-5]。研究证明，不论是 JI 还是 DT 都有着较好的抗反流效果，但同样都因为手术复杂、耗时长及耗费高等问题得不到广泛的认同。相对 DT 而言，JI 手术更加繁冗，且间置的空肠袢有着排空障碍的风险[6,7]。

DT 可以理解为在食管空肠 R-Y（RY）的基础上，于无功能袢加做一个远端胃 - 空肠间的吻合（gastrojejunostomy，G-J），从而在 E-J 和 G-J 间间置了一段空肠，在提供了胃十二指肠通路的同时又提供了一条额外的空肠通路，有利于避免术后胃或空肠排空的障碍。但也正因为多了一条通路，食物的排空存在不确定性，残胃有废用的可能，也就是说部分病例食物仅通过空肠排空而不进入残胃。有专家提出做结肠后

DT 吻合，希望通过横结肠系膜的阻挡避免胃下垂来解决残胃废用的问题，但尚缺乏循证医学证据的支持，并且增加了手术的复杂度。目前而言，我们认为 DT 是 PG 的一种安全可靠的吻合方式，在功能性方面较 TG-RY 有一定的优势，但对于长期生存质量的提高还缺乏相关研究证据。

近年来，双肌瓣吻合（double flap technique，DFT）在日本十分流行，该方法由 Kamikawa 等首先于 2001 年报道。DFT 希望通过重建胃底的形态并通过作用于食管下端瓣膜压力来实现贲门再造的功能。多项研究证实其具有理想的抗返流及增加营养吸收的功能，但这种方法对手术技巧要求高，全腔镜下完成较困难，术后约有 10% 的吻合口狭窄发生率，适应证窄，这些都制约了其推广 [8,9]。其他类似于 DFT 的改良 E-G 吻合如 Single flap、SOFY、Knifeless 方法等，手术技术上相对 DFT 简单，也有不错的疗效报道，但都是单中心、少例数的报道，缺乏远期的随访数据 [10-12]。

我们团队在 2014 年初开展全腹腔镜下近端胃切除（totally laparoscopic proximal gastrectomy，TLPG）双通道吻合，是世界上最早报道线形吻合器完成 TLPG-DT 的团队之一 [13]，之后由于 E-J 技术的改良，我们将 FETE SPLT 或 Overlap SPLT 结合到 DT 吻合上，都取得了满意的效果。自 2019 年起，我们团队开展了腹腔镜辅助的 DFT，就目前所积累的经验而言，我们觉得相对于 DT，DFT 需要保留更多的残胃，因此需要更准确的术前分期及切缘判断，且由于需要大量的腔内缝合，不太适合吻合位置高的病例，故而在我们团队 DFT 的主要适应证为胃底或近端胃体的直径＜ 2 cm 的 T1a EGC。

第二节　适应证及禁忌证

1. 适应证（同时满足以下条件）

（1）上 1/3 胃或 Siewert Ⅱ、Ⅲ型食管胃结合部的早癌。

（2）肿瘤＜ 4 cm。

（3）可保留残胃体积＞ 1/2。

（4）无第 3b、4d、5、6、12a 组淋巴结转移依据。

2. 相对适应证

（1）上 1/3 胃或 Siewert Ⅱ、Ⅲ型食管胃结合部的局部进展期癌，无第 3b、4d、5、6、12a 组淋巴结转移依据。

（2）可保留残胃体积＜ 1/2。

3. 禁忌证

（1）必须通过术中病理确认阴性切缘的病例。

（2）同传统腔内双通道吻合。

第三节　自牵引后离断双通道吻合

自牵引后离断双通道吻合（self-pulling and latter transected double-tract anastomosis of proximal gastrectomy，DT SPLT）（视频 8）

视频 8　DT SPLT

（1）步骤 1（图 4-1）

于胃中段切断胃壁，保留约 1/2 远端胃。

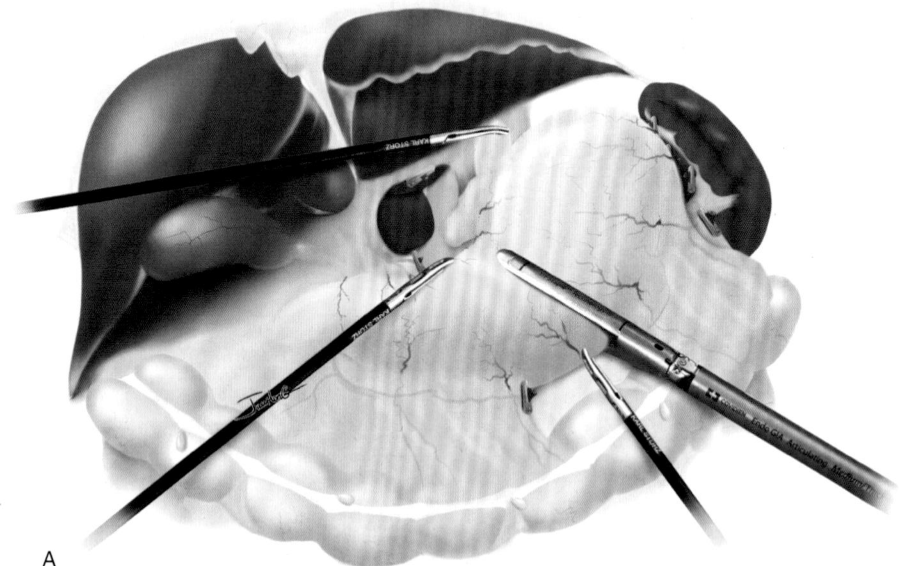
A

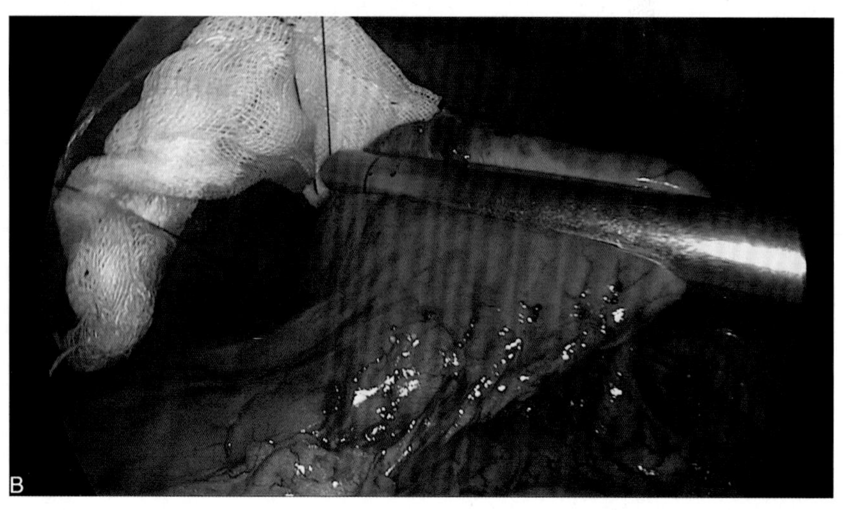
B

图 4-1　离断胃大弯侧。A. 示意图。B. 实景图

（2）步骤 2（以 FETE SPLT 为例，图 4-2）

E-J 吻合（同 FETE/Overlap SPLT）。

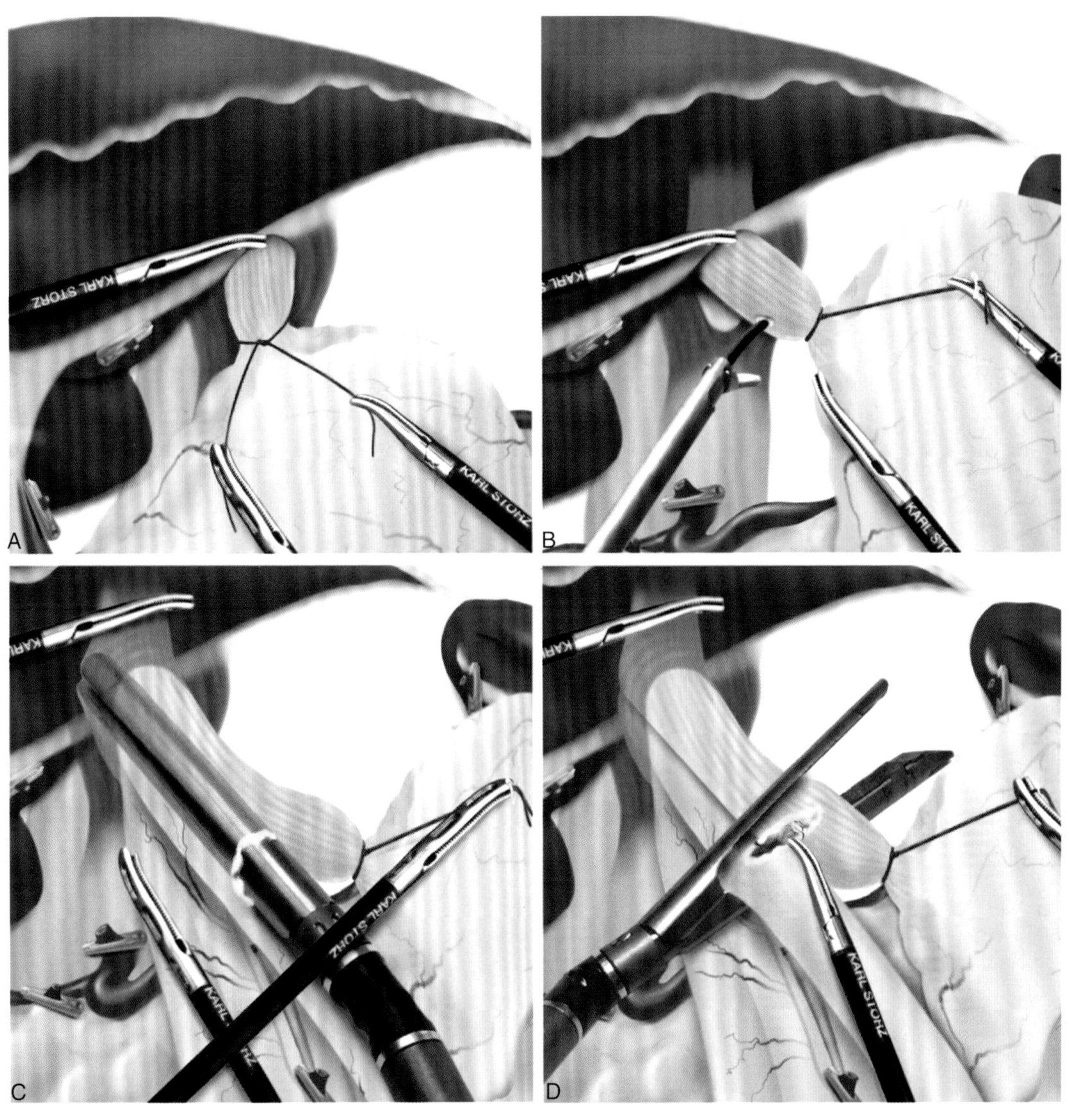

图 4-2 自牵引后离断的逆蠕动食管空肠吻合示意图（A~D）

（3）步骤 3（图 4-3）

E-J 远端 15 cm 处空肠对系膜缘打孔（减去吻合口长度约 5 cm，E-J 至 G-J 约 10 cm）。

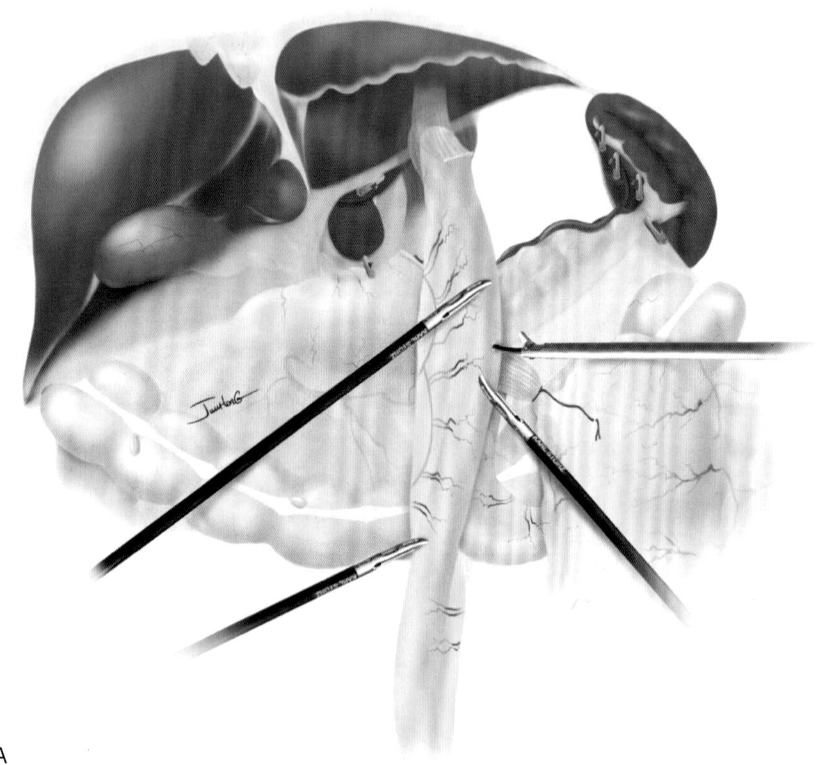

A

B

图 4-3　无功能袢空肠打孔。A. 示意图。B. 实景图

(4) 步骤 4 (图 4-4)

残胃大弯侧尖端打孔。

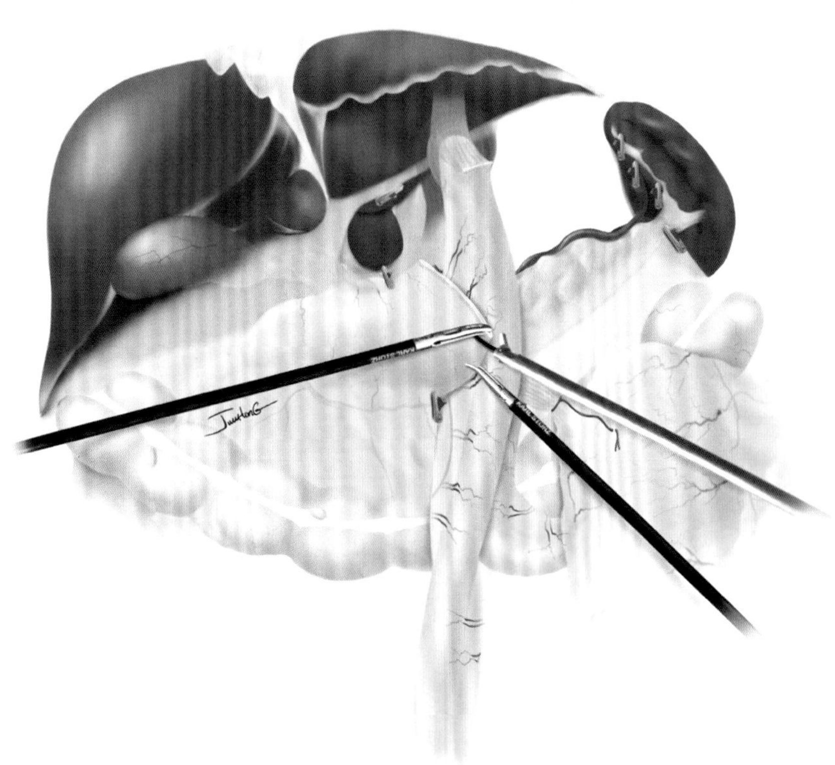

A

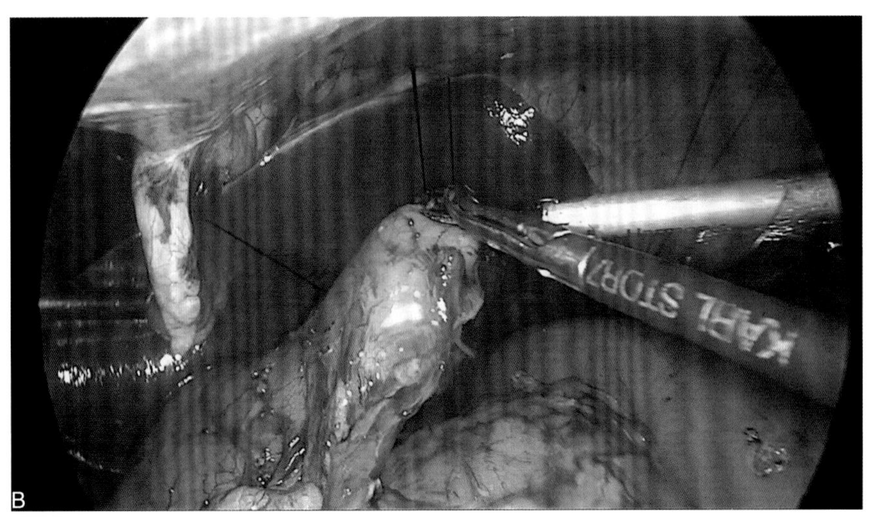

B

图 4–4 远端残胃打孔。A. 示意图。B. 实景图

（5）步骤 5（图 4-5）

残胃后壁与空肠对系膜缘侧 – 侧吻合（G-J）。

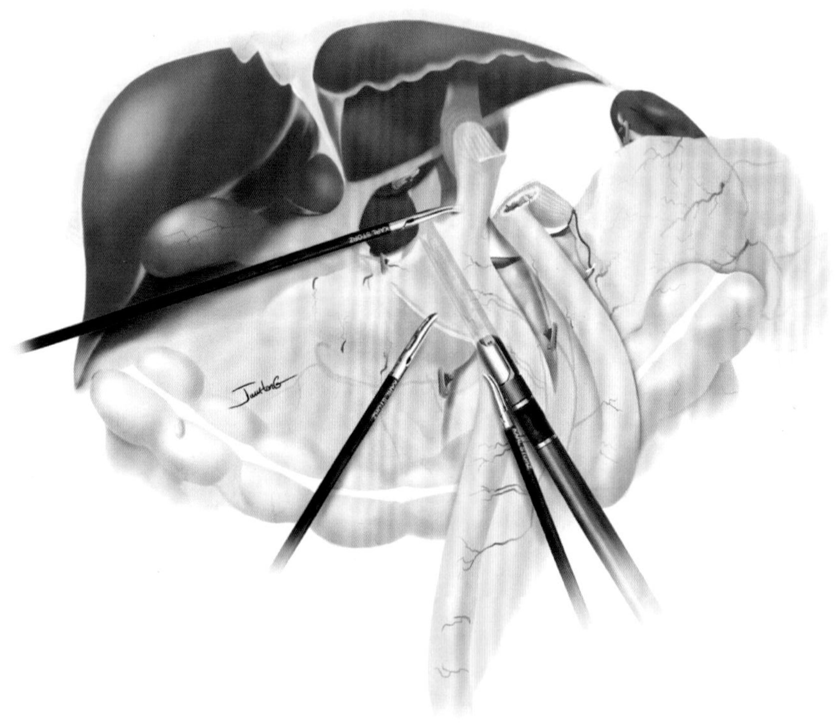

A

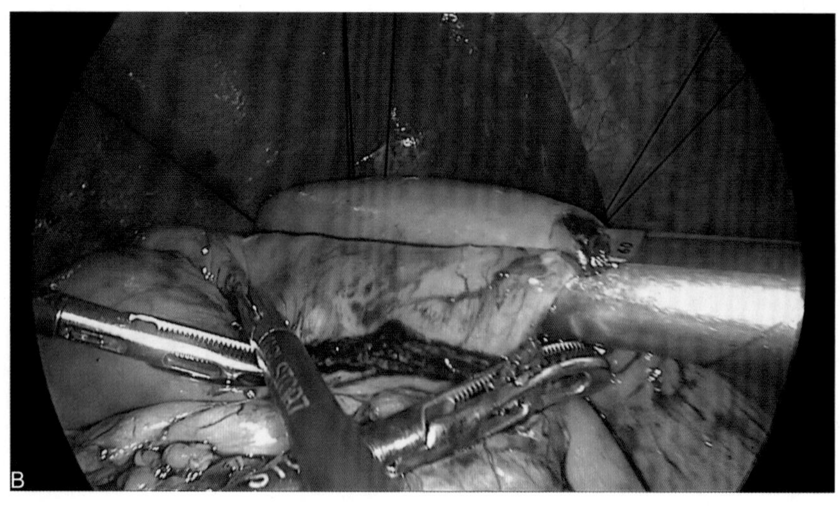

B

图 4-5　远端胃空肠吻合。A. 示意图。B. 实景图

（6）步骤 6（图 4-6）

关闭 G-J 共同开口，完成 G-J 吻合。

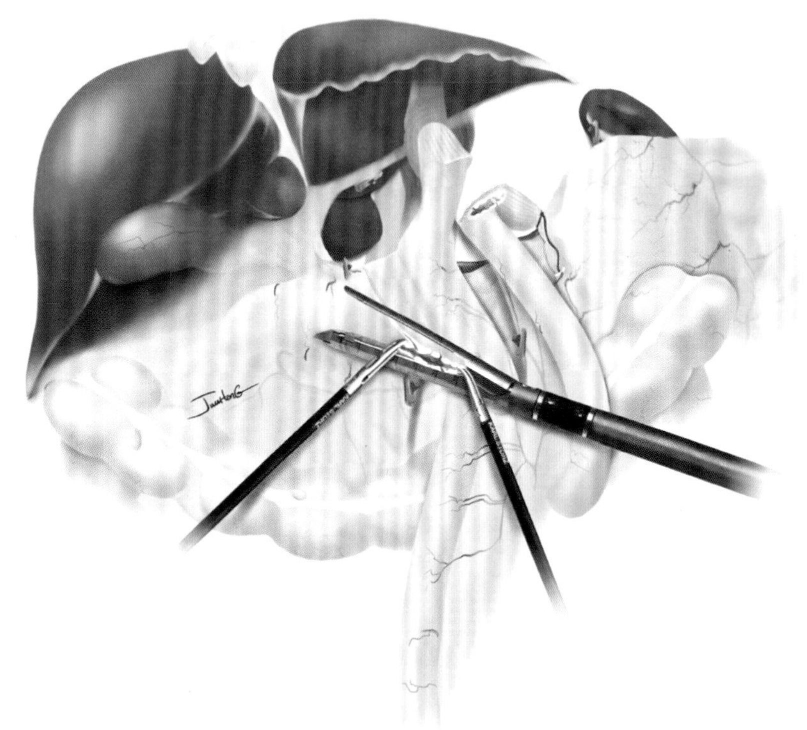

A

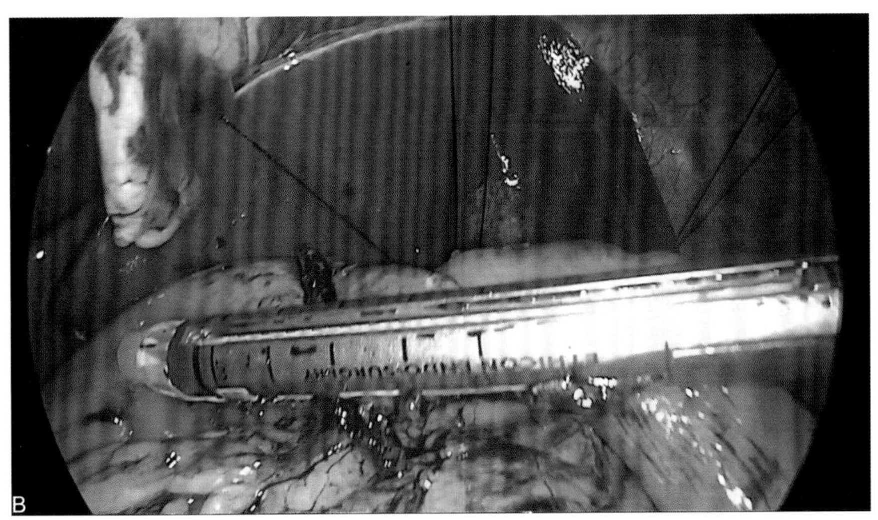

图 4-6　关闭 G-J 吻合共同开口。A. 示意图。B. 实景图

（7）**步骤 7**（同 R-Y 吻合，以 FETE SPLT 为例，图 4-7）

于 G-J 吻合远端约 25 cm 处空肠与输入袢行 J-J 吻合。

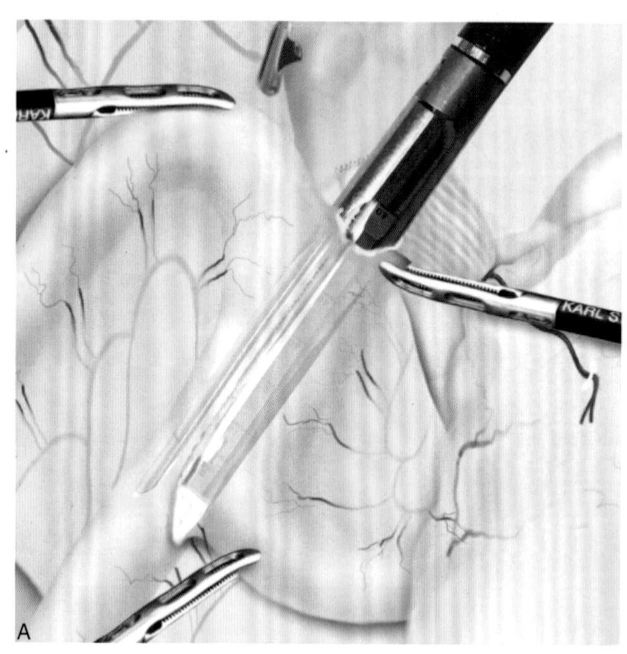

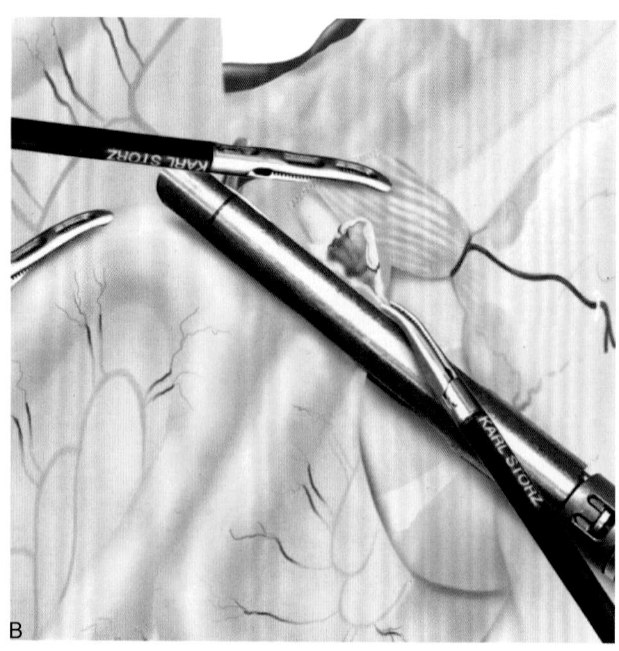

图 4-7　**胃肠吻合远端肠 – 肠示意图（A、B）**

（8）步骤 8（图 4-8）

完成吻合后于 E-J 后方留置一根负压引流管。

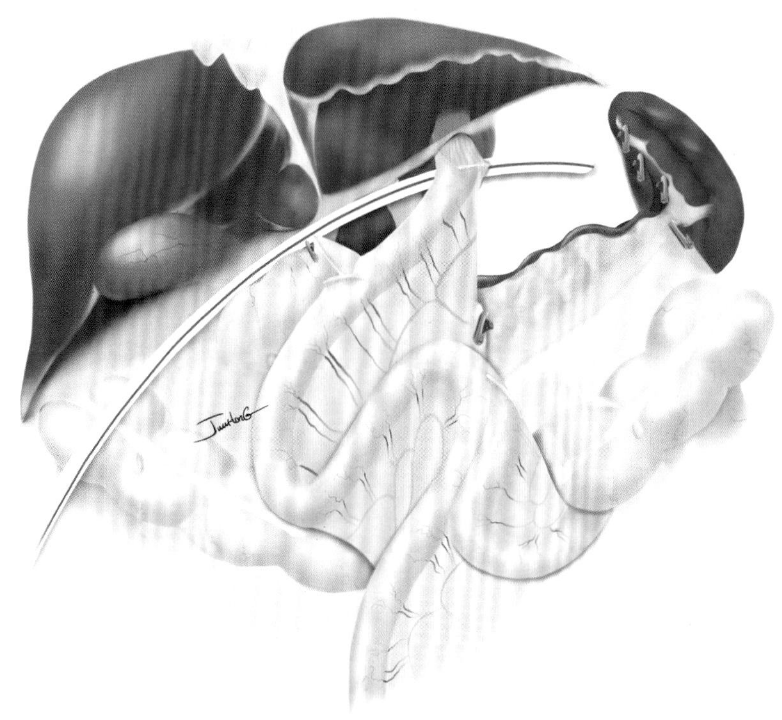

A

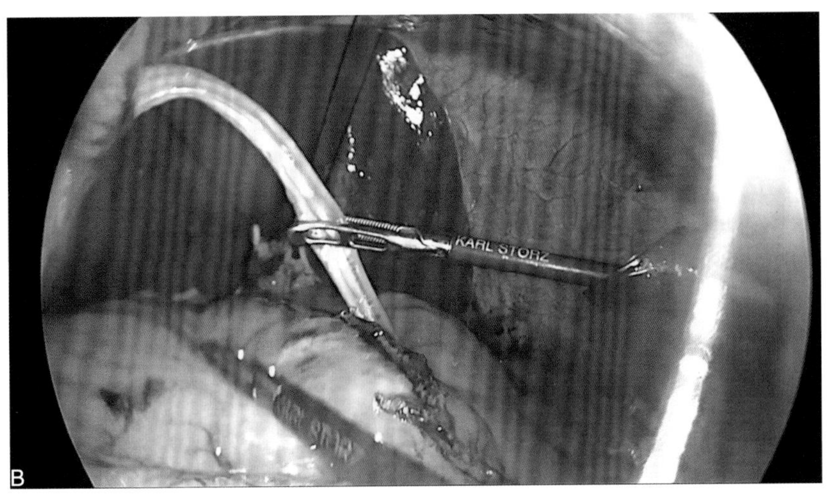

图 4-8 DT SPLT 引流放置。A. 示意图。B. 实景图

第四节 小结

DT 经验总结如下。

（1）近端胃切除的难点还是在于 E-J 吻合，我们团队常规使用 SPLT 的方式于结肠前完成 DT。通常在吻合完成后，将残胃小弯侧缝合悬吊于残留的肝胃韧带上以防止胃下垂。

（2）一般间置的空肠袢长于 10 cm 就可以有效地起到抗反流的作用。其不宜超过 15 cm，过长可能会造成内镜随访检查或操作困难。

（3）对于 DT 而言，由于其不存在吻合张力，故残胃无需满足保留 > 1/2 的要求，但需要保护完整的胃网膜右血管弓及胃右动脉。

（4）关于 G-J 吻合：G-J 吻合也存在很多的方式。可以做空肠 – 胃前壁吻合、空肠 – 胃后壁吻合，也可以做空肠 – 胃大弯侧的类似 Overlap 的 G-J 吻合，至于其优劣尚无循证医学依据。

参考文献

［1］Yamashita H, Seto Y, Sano T, et al. Results of a nation-wide retrospective study of lymphadenectomy for esophagogastric junction carcinoma［J］. Gastric Cancer. 2017;20:69-83.

［2］Saito T, Kurokawa Y, Takiguchi S, et al. Current status of function-preserving surgery for gastric cancer［J］. World J Gastroenterol. 2014;20(46):17297–17304.

［3］Jung DH, Lee Y, Kim DW, et al. Laparoscopic proximal gastrectomy with double tract reconstruction is superior to laparoscopic total gastrectomy for proximal early gastric cancer［J］. Surgical Endoscopy. 2017;31(10):3961-3969.

［4］Masuzawa T, Takiguchi S, Hirao M,et al. Comparison of perioperative and long-term outcomes of total and proximal gastrectomy for early gastric cancer: a multi-institutional retrospective study［J］. World J Surg. 2014;38:1100–1106.

［5］Namikawa T, Oki T, Kitagawa H, et al. Impact of jejunal pouch interposition reconstruction after proximal gastrectomy for early gastric cancer on quality of life: short- and long-term consequences［J］. The American Journal of Surgery. 2012;204(2):203-209.

［6］Fukagawa T, Gotoda T, Oda I, et al. Stenosis of esophago-jejuno anastomosis after gastric surgery［J］. World Journal of Surgery. 2010;34(8):1859-1863.

［7］Nomura E, Lee SW, Kawai M, et al. Functional outcomes by reconstruction technique following laparoscopic proximal gastrectomy for gastric cancer: double tract versus jejunal interposition［J］. World J Surg Oncol. 2014;12:20.

［8］Kuroda S, Choda Y, Otsuka S, et al. Multicenter retrospective study to evaluate the efficacy and safety of the double-flap technique as antireflux esophagogastrostomy after proximal gastrectomy (rD-FLAP Study) [J] . Ann Gastroenterol Surg. 2019;3:96-103.

[9] Kuroda S, Nishizaki M, Kikuchi S, et al. Double-flap technique as an antireflux procedure in esophagogastrostomy after proximal gastrectomy [J] . J Am Coll Surg. 2016;223(2): e7-13.

[10] Yamashita Y, Yamamoto A, Tamamori Y, et al. Side overlap esophagogastrostomy to prevent reflux after proximal gastrectomy [J] . Gastric Cancer. 2017;20;728-735.

[11] Okabe H, Obama K, Tanaka E, et al. Laparoscopic proximal gastrectomy with a hand-sewn esophago-gastric anastomosis using a knifeless endoscopic linear stapler [J] . Gastric Cancer. 2013;16:268-274.

[12] Ohi M, Toiyama Y, Kitajima T, et al. Laparoscopic esophagogastrostomy using a knifeless linear stapler after proximal gastrectomy [J] . Surgery Today. 2019 ; 49 (41) .

[13] Hong J, Qian L, Wang YP, et al. A novel method of delta-shaped intracorporeal double-tract reconstruction in totally laparoscopic proximal gastrectomy [J] . Surg Endosc. 2016;30(6):2396-2403.

第五章　围手术期管理与并发症

第一节　围手术期管理及术后康复

一直以来，我们团队并不刻意地追求加速康复外科（enhanced recovery after surgery，ERAS），但实践证明，全腹腔镜胃癌根治术的患者大都术后恢复比较快且有着较好的近期生活质量。我们觉得，这主要和切口小、疼痛少、患者更愿意早期进食及活动有关。SPLT 吻合的围手术期治疗措施如下。

1. 饮食管理及肠道准备

（1）术前 1 天流质饮食，晚间服用乳果糖口服溶液 30 ~ 60 mL（“清宿便”）。

（2）手术当天禁食，接台手术给予 1 000 ~ 1 500 mL 含电解质静脉补液。

（3）术后第 1 天饮用清水或米汤，每半小时 30 ~ 50 mL。

（4）术后第 2 天起流质饮食。

（5）进食流质 24 ~ 48 小时后，根据肠道功能恢复情况，予以半流质饮食。

（6）半流质饮食 24 小时后拔除引流管（性状无异常）。

（7）术后半流质饮食 1 个月，后过渡至正常饮食。

2. 术前、术后相关检查

（1）术前实验室检查：血常规、生化及传染病指标检查。

（2）术前辅助检查：胸部 CT 平扫，全腹部 CT 增强，胃镜。

（3）术前辅助检查：选做 PET/CT、超声内镜。

（4）术后第 1、3、5 天查血常规、肝肾功能、电解质、C 反应蛋白、降钙素原及腹腔引流液的淀粉酶。

（5）必要时可行吻合口造影检查。

3. 围手术期补液支持

（1）围手术期使用抗菌素不是常规或必须的，对于高风险、预期手术时间长的病例可于术前 30 分钟及术后 24 小时内预防性使用一代头孢菌素或头霉素类等抗生素。

（2）术后 1 ~ 2 天，根据患者具体情况给予 2 000 ~ 2 500 mL 左右电解质及葡萄糖补液，进食流质后减量至 1 500 mL，进食半流质后根据进食量酌情停用静脉补液。

（3）按术前营养评估决定是否予围手术期肠内（口服）或肠外营养支持。

（4）术后 1 ~ 3 天使用非甾体抗炎药 Q12h。

4. 引流管管理

（1）围手术期不常规留置胃管。如术中胃胀气需要留置胃管，则于吻合前拔除。

（2）无特殊情况，不留置空肠营养管。

（3）如无特殊情况，术后 24 小时拔除导尿管。

（4）常规于吻合口后方留置一根负压引流管，同时满足以下条件可予拔除。

1）进食半流质 24 小时后。

2）引流性状正常，量＜200 mL/24 小时。

3）检测的引流液淀粉酶指标在正常范围。

5. 伤口管理

（1）1-0 5/8 弧度可吸收线关闭白线。

（2）连续皮下及内缝合关闭切口（无需拆线）。

（3）术后 48 小时换药。

6. 出院指征（需同时满足以下条件）

（1）进食半流质顺畅且无需补液支持。

（2）排气或排便顺畅。

（3）拔除引流管，无明显腹痛不适。

（4）患者可以自由或搀扶下活动。

（5）无感染症状，无内外科并发症。

（6）无明显伤口问题。

7. 术后随访（按指南要求）

（1）术后分期Ⅱ期以上行辅助化疗。

（2）早期胃癌随访频率：前 2 年，每 3 ~ 6 个月 1 次；第 2 ~ 5 年，每 6 ~ 12 个月 1 次；5 年后每年 1 次。

（3）进展期胃癌随访频率：前 2 年，每 3 个月 1 次；第 2 ~ 5 年，每 6 个月 1 次；

5 年后每年 1 次。

（4）术后每年复查胃镜。

第二节　腔内吻合的并发症

我们团队自 2013 年起行全腹腔镜下胃癌根治术，共 700 余例，无围手术期死亡，吻合口相关并发症发生率低于 3%。前 100 例 FETE SPLT 吻合，吻合口并发症发生率 2%[1]，前 45 例 Delta SPLT 无相关吻合并发症[2]。

截至 2021 年上半年，我们团队远端胃切除腔内吻合 300 余例，Clavien-Dindo Ⅲ以上的吻合口相关并发症及处理方式统计如下：1 例 Billroth-Ⅱ吻合（B-Ⅱ吻合）后吻合口闭合（术后 1 个月，腹腔镜下吻合口切除再吻合）；1 例 B-Ⅱ吻合术后 Braun 袢扭转（术后 3 个月，腹腔镜下复位固定，图 5-1）；1 例 Delta SPLT 术后胃排空障碍（术后 3 周，改行腔内 B-Ⅱ吻合）。食管空肠吻合近 400 例，并发症包括：吻合口瘘 2 例（腹腔镜下清洗引流加空肠造瘘术），食管裂孔狭窄 2 例（术后 1 个月，腹腔镜下裂孔切开），均行手术治疗；食管裂孔疝 3 例（术后 1 ~ 3 个月，急诊腹腔镜下肠管回纳、裂孔修补）；吻合口狭窄 3 例（术后 1 个月，内镜球囊扩张）；腔内出血 2 例（术后 1 ~ 3 天，保守治疗）。

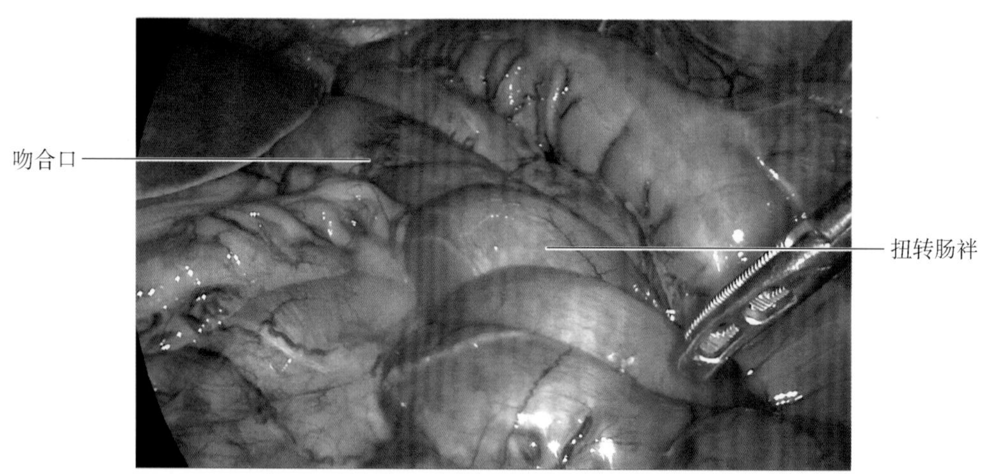

图 5-1　Braun 袢空肠扭转

2 例吻合口瘘的病例均为 E-J 吻合，分别于术后第 4、6 天行腹腔镜探查，均考虑为吻合口后壁、吻合交叉线处瘘。均行腹腔镜清洗，留置腹腔引流管及空肠造瘘管。二次术后抗感染、肠内外营养支持治疗 1 个月左右顺利出院。针对 E-J 吻合，我们改善了质控流程：吻合前需常规经共同开口检查吻合线，及时观察内翻的吻合线成钉情况及出血情况；关闭共同开口前后均需确认前后吻合线必须夹闭于吻合器中；对于高风险的吻合，如组织水肿、浆膜破碎等，共同开口残端进行连续缝合加固。2 例食管裂孔狭窄均为术后 1 个月起逐渐进食障碍，其中 1 例伴有食管裂孔疝，内镜检查未见吻合口狭窄，但上消化道造影提示吻合口远端 5 ~ 6 cm 处梗阻（图 5-2）。行腔镜探查发现食管裂孔瘢痕挛缩致狭窄（图 5-3），卡压无功能袢（Roux 袢）。侧向切开裂

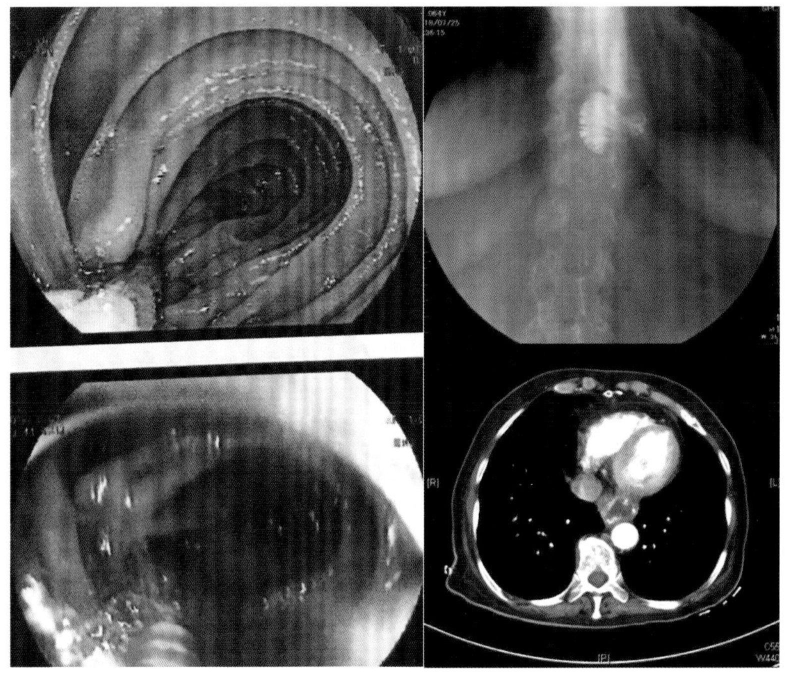

图 5-2 无功能袢输出梗阻

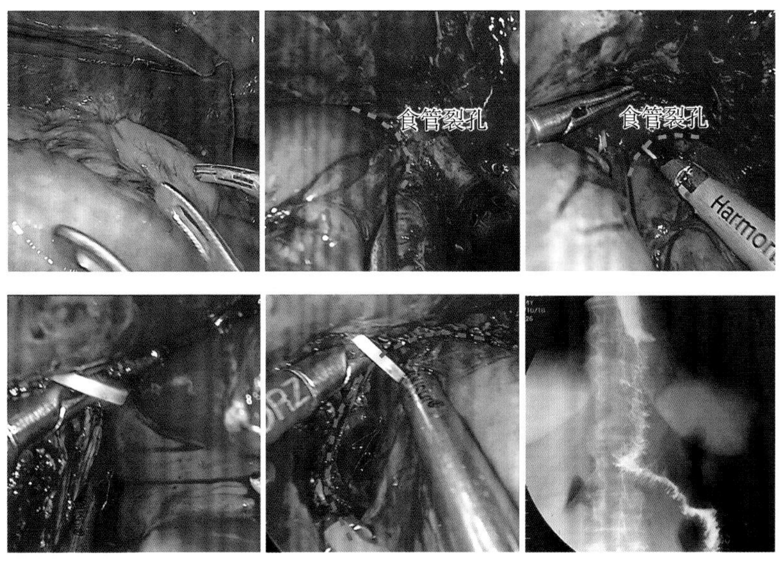

图 5-3 食管裂孔瘢痕挛缩狭窄

视频 9　并发症

孔后症状即缓解，但需要注意避免损伤无功能袢的血供以及膈肌血管。3 例食管裂孔疝（视频 9）的病例均为食管结合部癌行下纵隔清扫、胸膜部分切除的病例，其中 2 例为化疗后剧烈呕吐导致急性嵌顿，幸运的是处理及时，均无肠管坏死，但这给我们警示——R-Y 吻合食管裂孔嵌顿疝的结果可以是灾难性的。结合我们实践的经验及文献数据可以发现，Siewert Ⅱ型食管胃结合部腺癌（adenocarcinoma of esophagogastric junction，AEG）纵隔及远端胃周淋巴结转移率都是比较低的[3, 4]。因此，我们采取了以下对策：食管侵犯 2 cm 以下的肿瘤不常规进行下纵隔清扫，仅对食管周围的组织（第 110 组淋巴结）进行廓清，游离下纵隔的时候尽量避免损伤胸膜；不常规切开裂孔，吻合完成后将共同开口残端或吻合口前壁缝合固定于左侧膈肌脚（图 5-4）；早期以及部分进展期 AEG 行近端胃切除，双通道吻合。

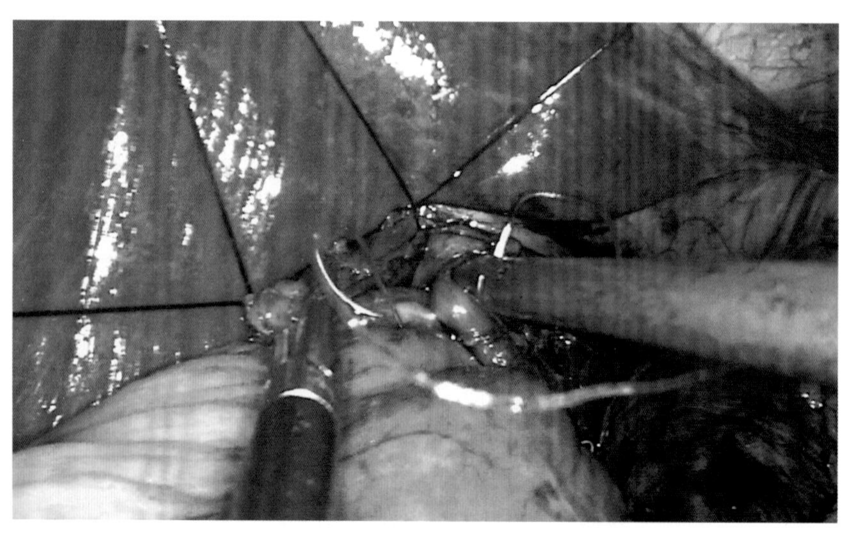

图 5-4　**缝合固定食管空肠吻合口**

做任何一件事情，如果客观上存在着发生某种事故的可能性，无论其可能性多小，当重复去做这件事时，事故总会在某一时刻发生，这就是墨菲定律。随着手术例数的增加，并发症的发生是无法避免的，最重要的是，我们如何去面对和处理并发症。当并发症发生时，及时发现，谨慎处理，并且勤于总结经验和教训，提高技术，规范流程，从而降低并发症的发生率。要做到不犯低级错误，不犯同样的错误。总的来说，自牵引后离断（SPLT）技术可以降低腔内吻合的技术门槛，提高手术的安全性，且尚未发现该方法特有的并发症。

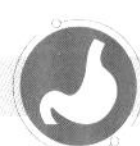

参考文献

[1] 蒿汉坤，洪军，王雅平，等. 自牵引后离断食管–空肠吻合技术100例安全性评价[J]. 中华胃肠外科杂志. 2018;21(2):206-211.

[2] Hong J, Wang YP, Wang J, et al. The safety and feasibility of intra - corporeal gastroduodenostomy using a self - pulling and latter transected method (Delta SPLT) in totally laparoscopic distal gastrectomy [J]. J Surg Oncol. 123 Suppl 1:S25-S29. doi: 10.1002/jso.26459.

[3] Yamashita H, Seto Y, Sano T, et al. Results of a nation-wide retrospective study of lymphadenectomy for esophagogastric junction carcinoma [J]. Gastric Cancer. 2017 Mar;20(Suppl 1):69-83. doi: 10.1007/s10120-016-0663-8.

[4] Kurokawa Y, Takeuchi H, Doki Y, et al. Mapping of lymph node metastasis from esophagogastric junction tumors: a prospective nationwide multicenter study [J]. Ann Surg. 2021 Jul 1;274(1):120-127. doi: 10.1097/SLA.0000000000003499.